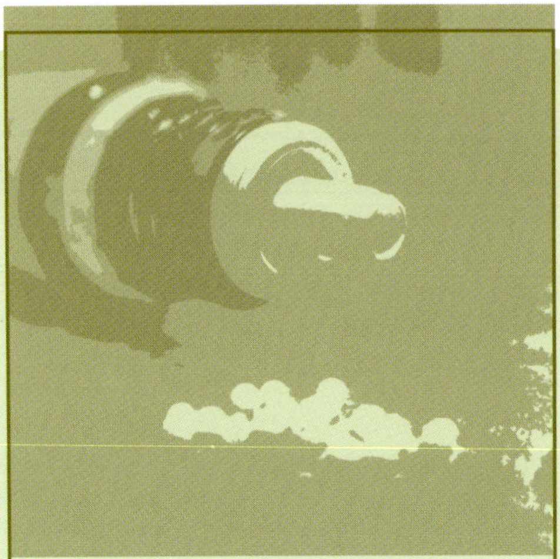

Homöopathie für mein Pferd

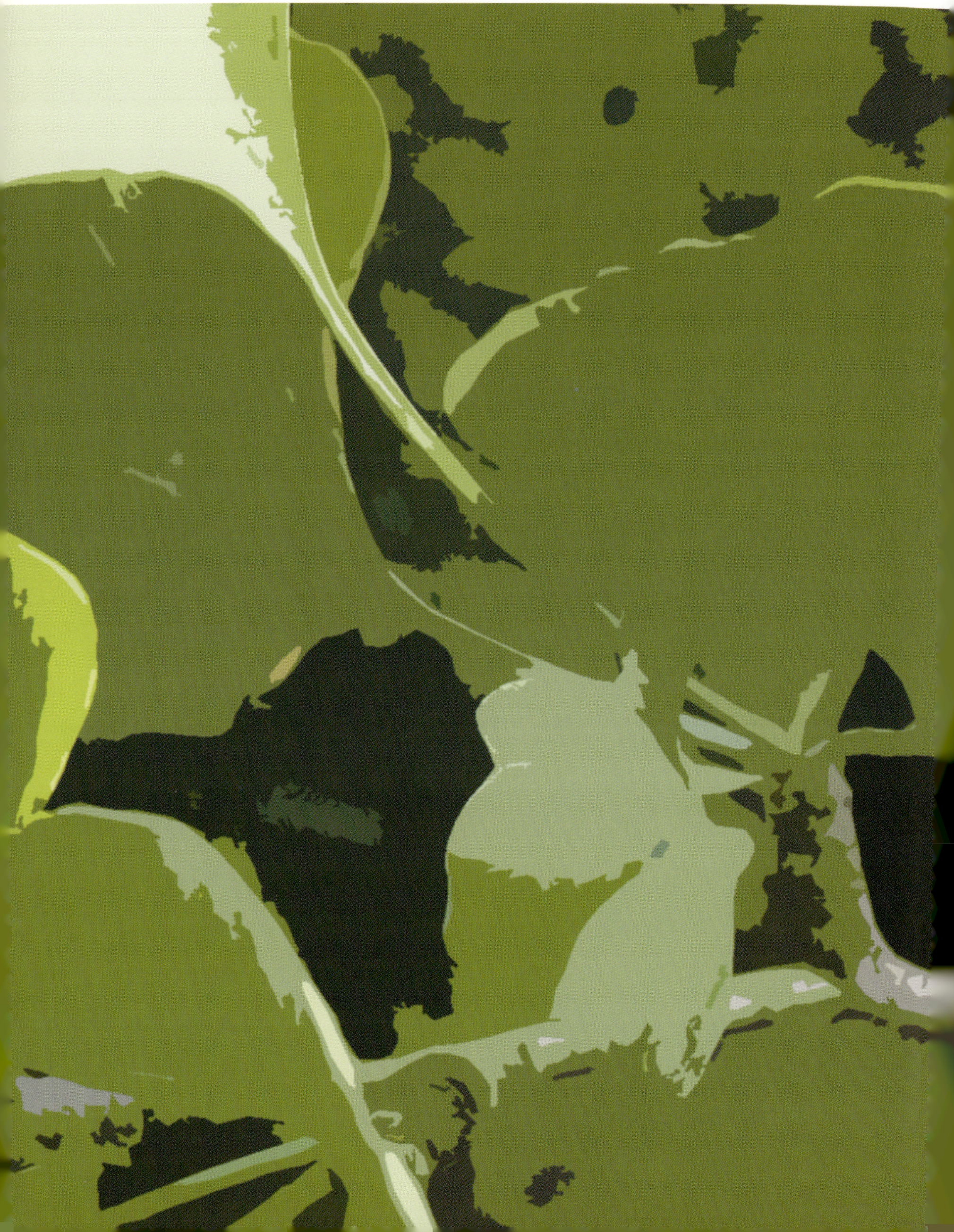

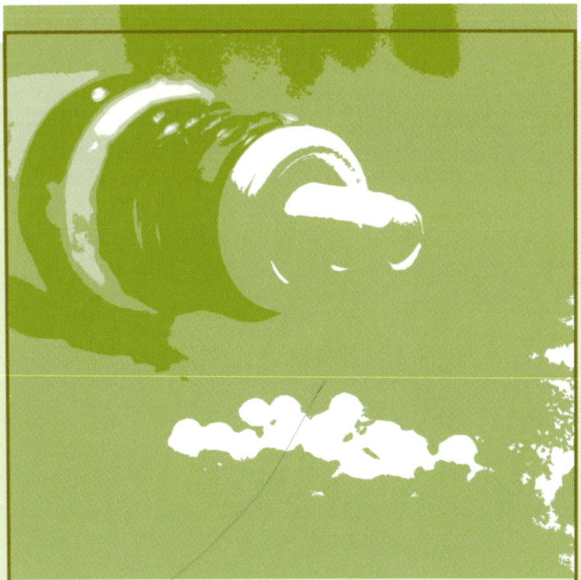

Homöopathie für mein Pferd

Ganzheitliche Hilfe bei den häufigsten Erkrankungen

von Claudia Naujoks

CADMOS

Hinweis:
Dieses Buch erhebt keinen Anspruch auf Vollständigkeit. Alle Informationen wurden nach bestem Wissen und Gewissen und Erfahrungen zusammengetragen. Verlag und Autorin weisen darauf hin, dass alle in diesem Buch beschriebenen Behandlungen im Zweifel unter Aufsicht eines erfahrenen Tierhomöopathen oder Tierarztes durchgeführt werden sollten, und lehnen deshalb jegliche Haftung für eventuelle Unrichtigkeiten ab.

Gestaltung und Satz: Ravenstein + Partner, Verden
Titelfotos: Christiane Slawik, Anneke Bosse
Druck: Westermann Druck, Zwickau

Printed in Germany

ISBN 3-86127-423-X

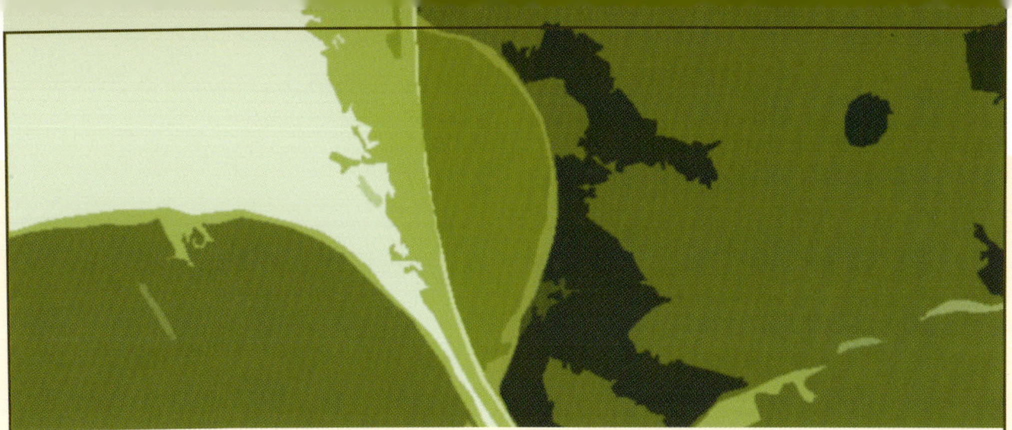

Inhalt

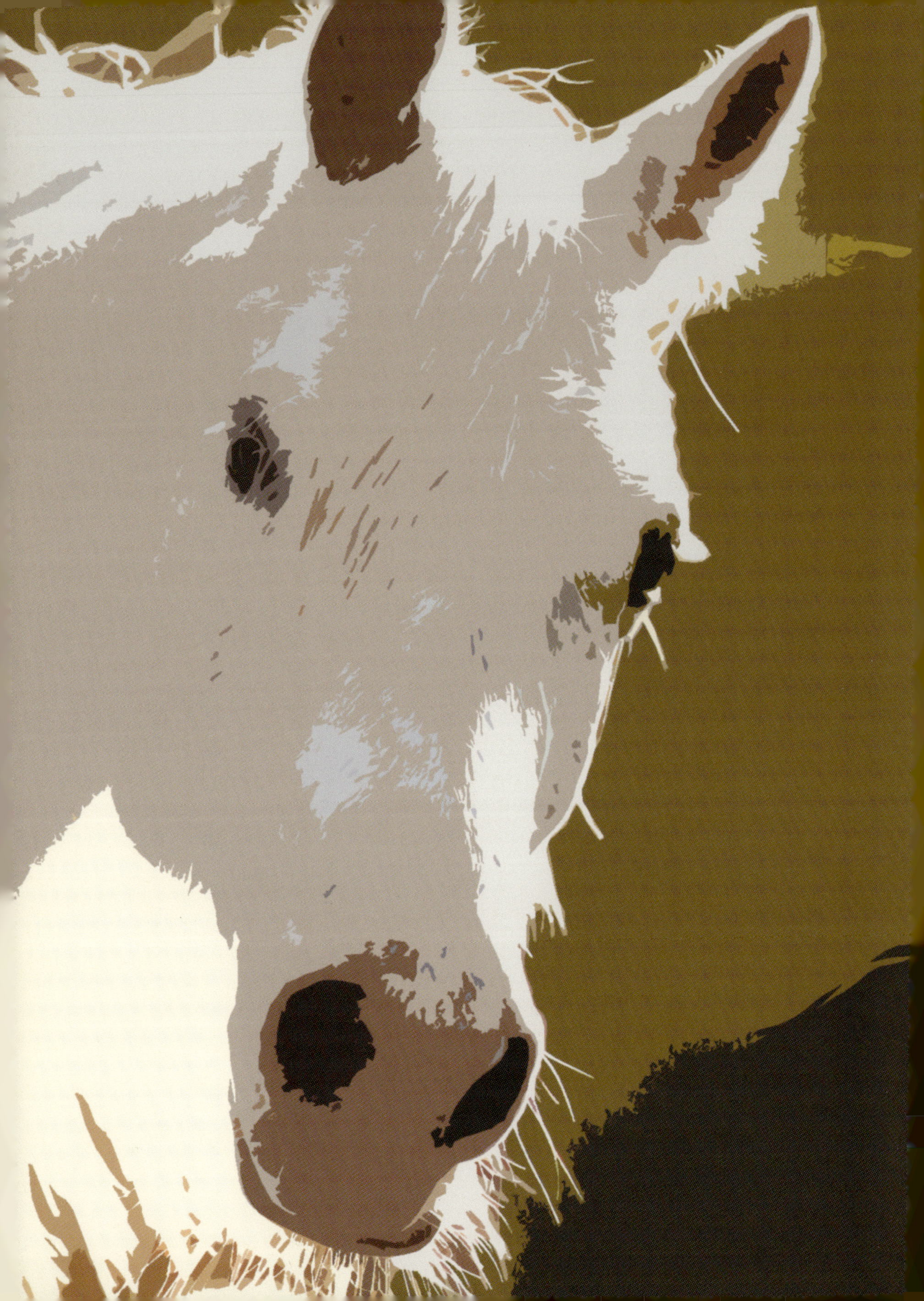

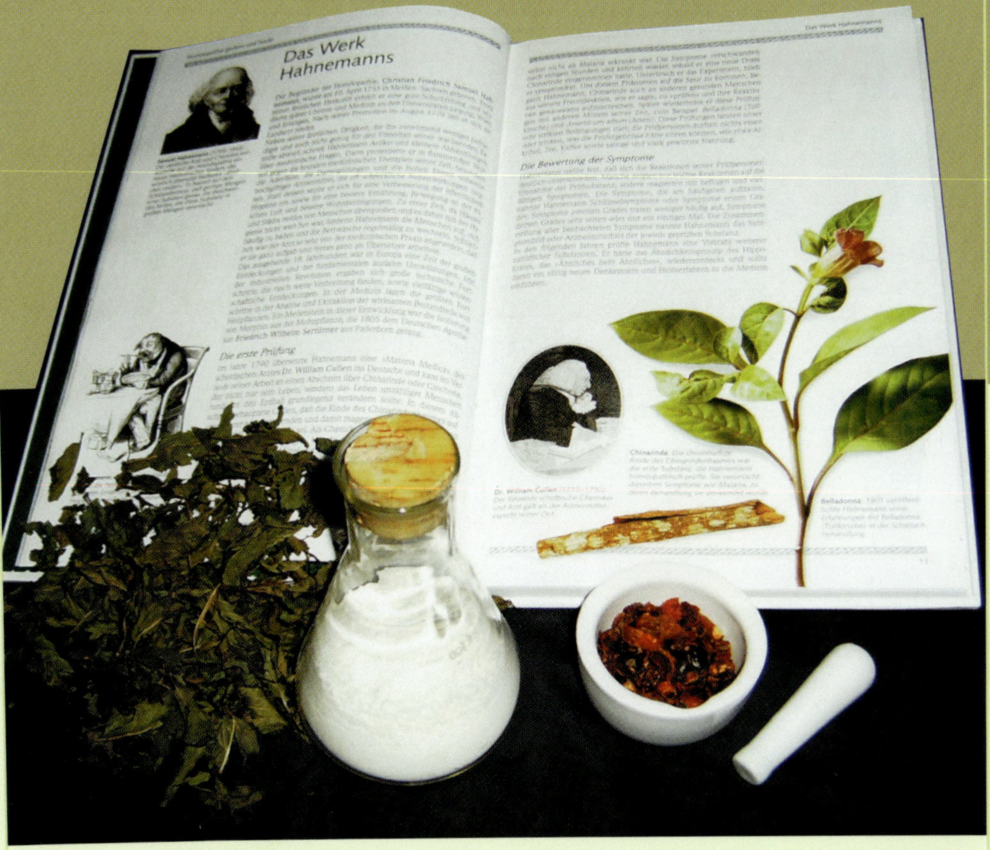

Foto: Naujoks

Einleitung

Die klassische Homöopathie ist kein Sammelbegriff für alternative Heilmethoden, sondern eine eigene Therapieform mit klar definierten Gesetzen. Sie kann auf einen großen Wissensschatz aus mehr als zweihundert Jahren Heilerfahrung seit ihrer Begründung zurückgreifen und wird erfolgreich bei akuten und chronischen Erkrankungen von Menschen und Tieren eingesetzt.

Obwohl ihre Wirkungsweise bisher streng wissenschaftlich nicht bewiesen werden konnte, wählen immer mehr Menschen die Homöopathie als Behandlungsform für sich und ihre Haustiere.

„Wer heilt, hat Recht“ mag hier als Leitsatz für eine Heilmethode gelten, die nach gänzlich anderen Prinzipien als die Schulmedizin funktioniert und sich deshalb nicht anhand dieser Maßstäbe messen lässt.

Im Gegensatz zur Schulmedizin, die Krankheiten behandelt und sich häufig nach immer dem gleichen Schema auf die Symptombekämpfung konzentriert, ist die Homöopathie eine ganzheitliche und sehr individuelle Therapieform, die jeden Patienten mit seinen geistig-seelischen und den körperlichen Anteilen umfassend betrachtet. Ihr Ziel ist es, die einer Erkrankung zugrunde liegenden Ursachen zu beseitigen, und dies erfordert gerade bei der Behandlung von Tieren die genaue, möglichst objektive Beobachtung des Patienten. Hier sind Besitzer und enge Bezugspersonen stark gefragt, denn der Erfolg der homöopathischen Therapie hängt entscheidend von der richtigen Mittelwahl ab, die anhand sehr genau und differenziert beobachteter Symptome getroffen wird.

Die Homöopathie hat ihre Grenzen: Lebensbedrohliche Zustände gehören auf jeden Fall in die Hand eines Tierarztes, der entsprechende intensivmedizinische Verfahren und Geräte zur Verfügung hat, um eine akute Lebensgefahr zu bannen. Ein homöopathisches Mittel kann natürlich keinen notwendigen chirurgischen Eingriff ersetzen oder den Insulinmangel bei Diabetes ausgleichen. Hier gilt es, klare Grenzen zu ziehen und zu akzeptieren.

Ziel dieses Buches ist es, dem interessierten Pferdebesitzer einen ersten Einblick in die Möglichkeiten der homöopathischen Behandlung von Pferden zu bieten und vor allem einen Leitfaden an die Hand zu geben, in welchen Fällen er mit homöopathischen Mitteln seinen Vierbeiner schnell und wirksam auf dem Weg der Gesundung unterstützen kann.

Wie bereits gesagt: Akute und schwere Erkrankungen müssen vor jeder Selbstbehandlung durch einen hinzugezogenen Tierarzt abgeklärt und gegebenenfalls therapiert werden. Zusätzlich kann ein erfahrener Tierhomöopath helfen, wenn Sie sich bei der Mittelwahl unsicher sind oder den Eindruck haben, dass Ihre homöopathische Behandlung nicht wirkt.

Auch mit Naturheilverfahren sollten Sie nicht leichtfertig umgehen. So positiv wirksam sie sind, so gesundheitlich schädlich können sie auch bei unsachgemäßer Anwendung sein. Durch das Training einer genauen Beobachtung und viel Einfühlungsvermögen werden Sie sich schnell in das Wesen Ihres Pferdes und die Grundlagen der Homöopathie einarbeiten können. So werden Sie in kurzer Zeit zum erfolgreichen Laien-Pferdehomöopathen!

Sollten Sie sich intensiv für die Homöopathie und ihre Anwendung bei Pferden interessieren, benötigen Sie weitere Literatur zum Thema, die im Handel erhältlich ist. Noch besser: Sie erkundigen sich nach einer Ausbildungsstätte für Tierhomöopathen in Ihrer Nähe oder versuchen, einen Praktikumsplatz bei einem erfahrenen Tierhomöopathen zu bekommen.

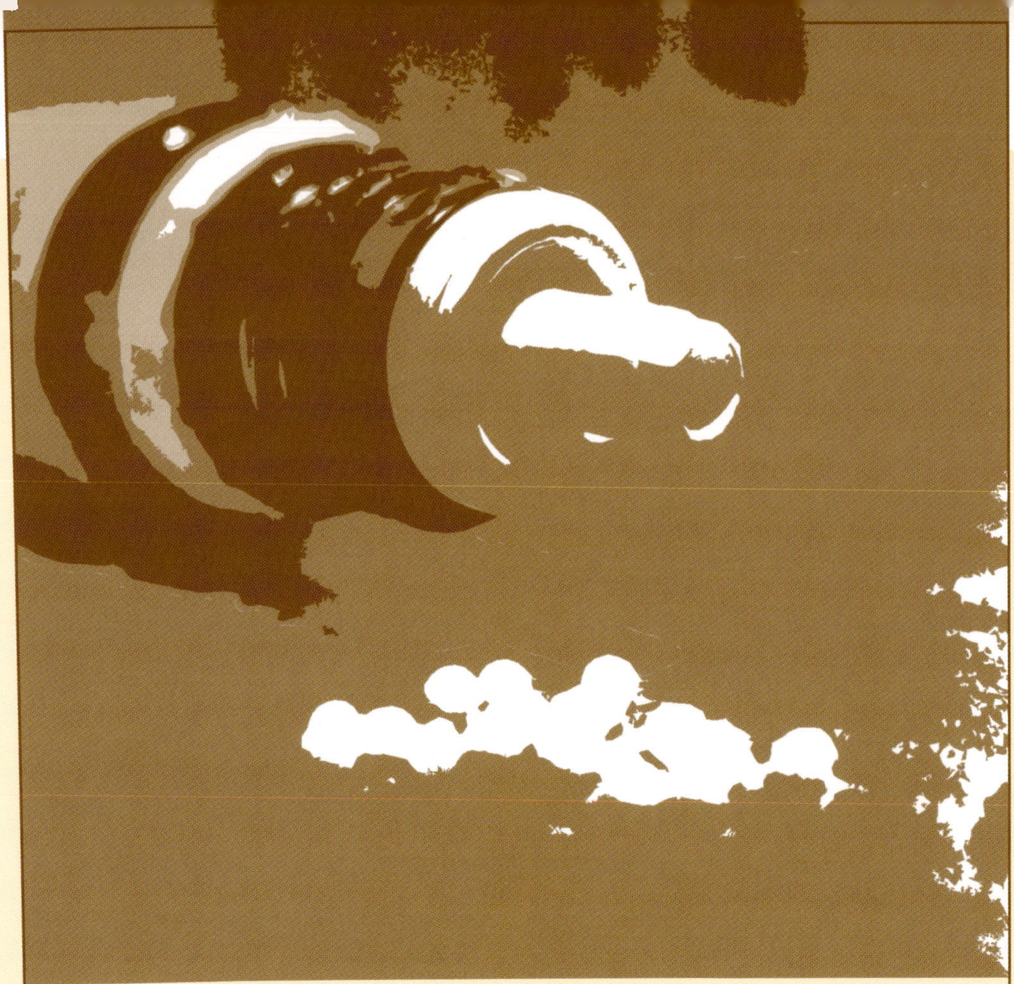

Geschichte und Grundprinzipien der Homöopathie

„Das höchste Ideal der Heilung ist schnelle, sanfte, dauerhafte Wiederherstellung der Gesundheit, oder Hebung und Vernichtung der Krankheit in ihrem ganzen Umfange auf dem kürzesten, zuverlässigsten, unnachteiligsten Wege, nach deutlich einzusehenden Gründen."
(Samuel Hahnemann, Organon der Heilkunst, § 2)

Die Entdeckung des Wesens der Homöopathie erfolgte durch den Arzt, Chemiker und Apotheker Samuel Hahnemann (1755-1843). Im Jahr 1790 stieß er bei der Übersetzung eines medizinischen Werkes, der „Materia medica" des Pharmakologen William Cullen, auf den Hinweis, dass die Rinde des Chinabaumes sich sehr gut zur Behandlung von Malaria eigne. Da Hahnemann selbst einmal an Malaria erkrankt gewesen war und die Symptomatik kannte, war sein Interesse geweckt, die Aussagen Cullens in einem Selbstversuch zu überprüfen. Nachdem er im gesunden Zustand etwa sechs Gramm Chinarinde eingenommen hatte, verspürte er alle Symptome, die ihm von seiner Malariaerkrankung bereits vertraut waren. Hieraus folgerte er: Chinarinde erzeugt beim Gesunden Krankheitssymptome, die der Malaria ähnlich sind, und kann beim Malariakranken zur Heilung eingesetzt werden. Er formulierte dies in dem so genannten Ähnlichkeitsprinzip:

„Similia similibus curantur."
(Ähnliches möge durch Ähnliches geheilt werden.)

Auch der Begriff Homöopathie selbst gibt einen Hinweis auf die zentrale Rolle des Ähnlichkeitsprinzips für diese Therapieform: Er setzt sich aus dem griechischen „homoios" (übersetzt: gleichartig) und „pathos" (Leiden) zusammen.

Hahnemann führte nun zahlreiche Versuche mit Menschen und Tieren durch, um seine Thesen zu festigen. Er stellte fest, dass sich die Reaktionen seiner Versuchspersonen und -tiere deutlich voneinander unterschieden. Einige zeigten kaum Reaktionen auf die Einnahme der Prüfsubstanzen, andere reagierten mit heftigen und ausgeprägten Beschwerden. Hahnemann notierte sorgfältig alle beobachteten Symptome nach der Häufigkeit ihres Vorkommens und teilte sie entsprechend nach Graden ein. Seine Beobachtungen fasste er dann zu so genannten Arzneimittelbildern zusammen.

Im Laufe seines Lebens hielt Hahnemann 99 Arzneimittelbilder in seinem Hauptwerk, dem „Organon der Heilkunst", fest. Er hatte eine medizinische Therapieform etabliert, die ein völlig neues Denksystem in die damalige Medizin einführte, über die Grenzen Europas hinaus bekannt wurde und deren Gesetze bis heute Gültigkeit besitzen. Für seine Mitstreiter und Nachfolger formulierte er den klugen Satz: „Macht es nach, aber macht es genau nach!" Die ganzheitliche Betrachtung des Patienten, die Berücksichtigung seiner Individualität und die akribische Sammlung aller Charakteristika und Besonderheiten sind zentrale Punkte für die Wahl des richtigen Arzneimittels und dementsprechend für den Erfolg der homöopathischen Therapie.

Was spricht für die Homöopathie?

1. Das Tier wird mit Körper und Psyche als Gesamtheit betrachtet; homöopathische Mittel haben einen positiven Einfluss auf das Befinden insgesamt.
2. Für die homöopathische Diagnostik ist die Gesamtheit der beobachtbaren Beschwerden, nicht ein schulmedizinisches Krankheitsbild entscheidend. Deshalb können auch unklare Symptome sowie neue Erkrankungen, deren Verlauf noch unerforscht ist, homöopathisch erfolgreich behandelt werden.

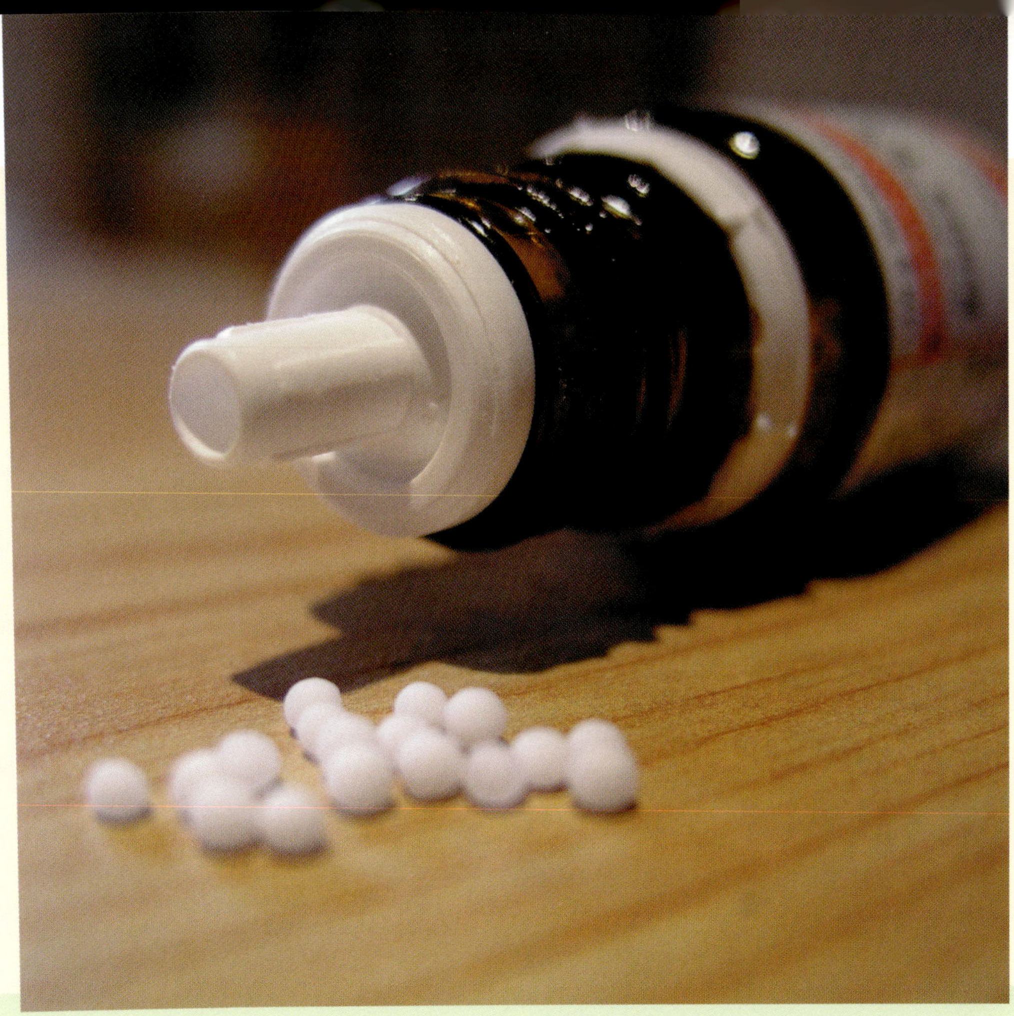

Zu jedem homöopathischen Mittel gibt es ein detailliertes Arzneimittelbild, das so weit wie möglich mit dem Krankheitsbild des Patienten übereinstimmen sollte. Foto: Bosse

3. Allein die individuelle Reaktion des Patienten ist für die Wahl eines homöopathischen Therapiekonzeptes ausschlaggebend.
4. Die Behandlung unterdrückt keine Symptome, sondern setzt tief greifende Heilungsprozesse in Gang.
5. Die Homöopathie regt die körpereigenen Abwehrkräfte an und ist eine sanfte, sehr natürliche und wirksame Heilmethode.
6. Homöopathie macht Laborversuche an Versuchstieren überflüssig, da die Arzneimittelprüfung am gesunden Tier durchgeführt wird.
7. Homöopathische Arzneien haben keine den schulmedizinischen Medikamenten vergleichbaren Nebenwirkungen.

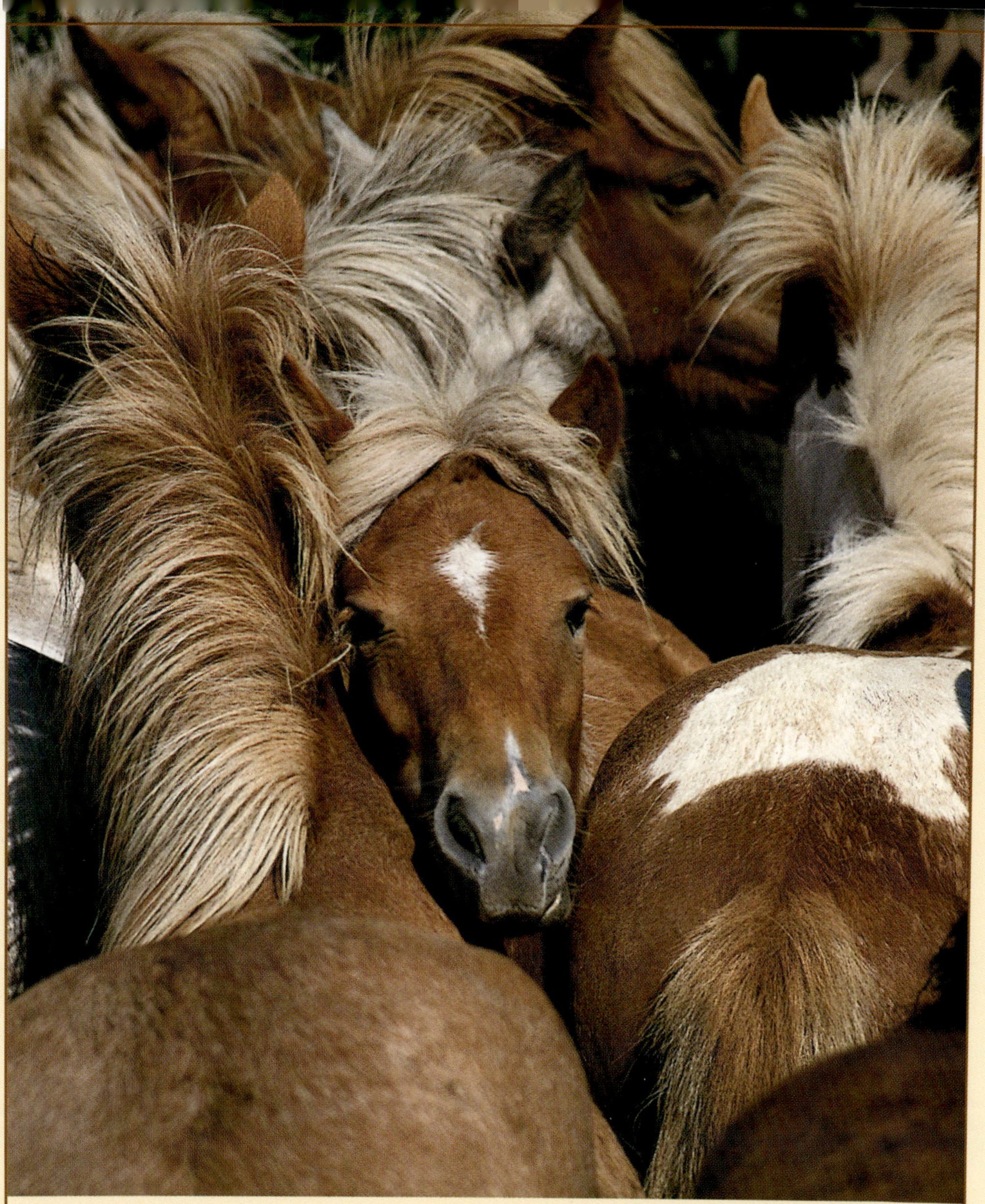

Jedes Pferd ist ein Individuum – und wird dementsprechend erst nach genauer Diagnostik mit einem individuell passenden homöopathischen Mittel behandelt. Foto: Schmelzer

Welches Mittel für mein Pferd?

Grundprinzip der Homöopathie ist eine möglichst genaue Übereinstimmung zwischen dem Krankheitsbild einerseits und dem Arzneimittelbild andererseits, die sich aus der Ähnlichkeitsregel ergibt.

Arzneimittelwahl

Das Krankheitsbild im Sinne der Homöopathie ist die Summe aus den erkennbaren Symptomen und den subjektiven, individuellen Reaktionen des Patienten. Unter dem Arzneimittelbild versteht der Homöopath die Wirkung einer Arznei, wenn man sie einem Gesunden verabreicht. Dazu gehören Änderungen der Befindlichkeit auf körperlicher und seelischer Ebene, wobei die so genannten Modalitäten eine wichtige Rolle spielen. Sie beschreiben das „Wie" der Beschwerden – also zum Beispiel den Schmerzcharakter – und außerdem die äußeren und inneren Umstände, die den Zustand verschlechtern oder verbessern. Welchen Einfluss haben zum Beispiel

Kälte oder Wärme?
Ruhe oder Bewegung?
Licht oder Dunkelheit?
Tag oder Nacht?
Fressen oder Trinken?

Eine genaue Beobachtungsgabe und die Befragung aller Bezugspersonen des zu behandelnden Pferdes liefern die nötigen Informationen für die Suche nach der geeigneten Arznei. Am Ende sollte die Wahl normalerweise auf wirklich nur ein einziges Mittel fallen. Ein wichtiger Leitsatz Hahnemanns lautete: „Möglichst immer nur ein Mittel verwenden", da sich homöopathische Arzneien unter Umständen in ihrer Wirkungsweise gegenseitig beeinflussen können.

Behandlung nach Konstitutionstypen

In manchen Fällen kann es sinnvoll sein, nicht anhand der Symptome nach der passenden Arznei zu suchen, sondern ein so genanntes Konstitutionsmittel einzusetzen. Die Konstitution eines Lebewesens beschreibt seine angeborene, seelische und geistige Verfassung sowie seine Tendenz, auf bestimmte äußere Einflüsse in bestimmter Weise zu reagieren. Körperbau und Charakter des Patienten sind wichtig zur Beurteilung der Konstitution.

Ein Konstitutionstyp ergibt sich also aus der Gesamtheit seiner ererbten und erlernten Eigenschaften sowie der Übereinstimmung mit dem Arzneimittelbild eines Konstitutionsmittels. Ein solches Mittel kann deshalb wirksam sein, obwohl es mit den im Vordergrund stehenden Symptomen nicht übereinzustimmen scheint. Ein Konstitutionsmittel wird eingesetzt, wenn die Krankheitssymptome sehr unspezifisch oder nur schwer zuzuordnen sind. Seine Auswahl erfordert jedoch sehr viel Erfahrung mit der Homöopathie und sollte daher einem geübten Homöopathen vorbehalten sein. Aus diesem Grund soll hier nicht weiter auf die Konstitutionstypen eingegangen werden.

Potenzierung

Für die Wirksamkeit eines homöopathischen Mittels ist in erster Linie die Berücksichtigung des Ähnlichkeitsprinzips maßgebend; erst nachgeordnet folgen die Bedeutungen der homöopathischen Potenz und der Dosierung.

Mit der weitläufig verbreiteten Meinung, ein homöopathisches Mittel entstehe durch Verdünnung, hat die Potenzierung eines Arzneimittels absolut nichts zu tun. Richtig ist, dass die Ausgangsstoffe der Arzneien, die aus dem pflanzlichen, tierischen oder mineralischen Bereich stammen, mit einer Trägersubstanz wie Alkohol, Wasser oder Milchzucker in einem aktiven Prozess verschüttelt oder verrieben werden. Dadurch verringert sich zwar mit zunehmender Potenzierung der chemisch nachweisbare Anteil der Arznei, ihre Wirksamkeit jedoch wird immer tief greifender. Dies ist dadurch zu erklären, dass die nicht-stofflichen Informationen, die in jedem Atom, jedem Molekül, jeder Pflanze und jedem Lebewesen enthalten sind, aktiv auf die Trägersubstanz aufmoduliert werden. Der Organismus erkennt diese Informationen offensichtlich als Signal, um einen Heilungsprozess in Gang zu setzen.

Das Motto „Viel hilft viel" ist in der Homöopathie völlig fehl am Platze – das gilt für die stoffliche Menge in einer Arznei ebenso wie für die Dosierung, die bei Großtieren wie Pferden auf keinen Fall analog zu schulmedizinischen Medikamenten dem Körpergewicht entsprechend erhöht werden muss.

D, C, Q oder LM?

Die Kombination aus Buchstabe und Zahl hinter dem Namen einer homöopathischen Arznei zeigt an, auf welche Weise und wie stark es potenziert worden ist.

Für die Herstellung von Dezimalpotenzen (Buchstabe D) wird ein Teil der Ausgangssubstanz, die so genannte Ursubstanz, mit neun Teilen der gewählten Trägersubstanz (Wasser, Alkohol) in einem Glasbehälter zehnmal kräftig gegen eine harte, aber elastische Unterlage schüttelnd geschlagen. Alternativ wird ein Teil Ursubstanz mit neun Teilen Milchzucker intensiv manuell verrieben. Auf diese Weise entsteht die Potenz D1, die man wiederum auf die beschriebene Weise mit neun Teilen Trägersubstanz verschüttelt oder verreibt und dadurch die Potenz D2 erhält.

Analog wird bei der Herstellung von Centesimalpotenzen (Buchstabe C) vorgegangen.

Allerdings wird hier ein Teil der Ursubstanz – beziehungsweise der vorangegangenen Potenzierungsstufe – mit 99 Teilen Trägersubstanz verschüttelt oder verrieben. Zur Verschüttelung werden entsprechend 100 Schüttelschläge verlangt, die Verreibung muss ebenfalls entsprechend intensiver erfolgen.

Q-Potenzen oder LM-Potenzen entstehen, wenn man einen Teil Ursubstanz mit 50.000 Teilen Trägersubstanz auf die beschriebene Weise mischt. Diese sehr tief greifend wirkenden Arzneien sollten nur von einem sehr erfahrenen Homöopathen verordnet werden.

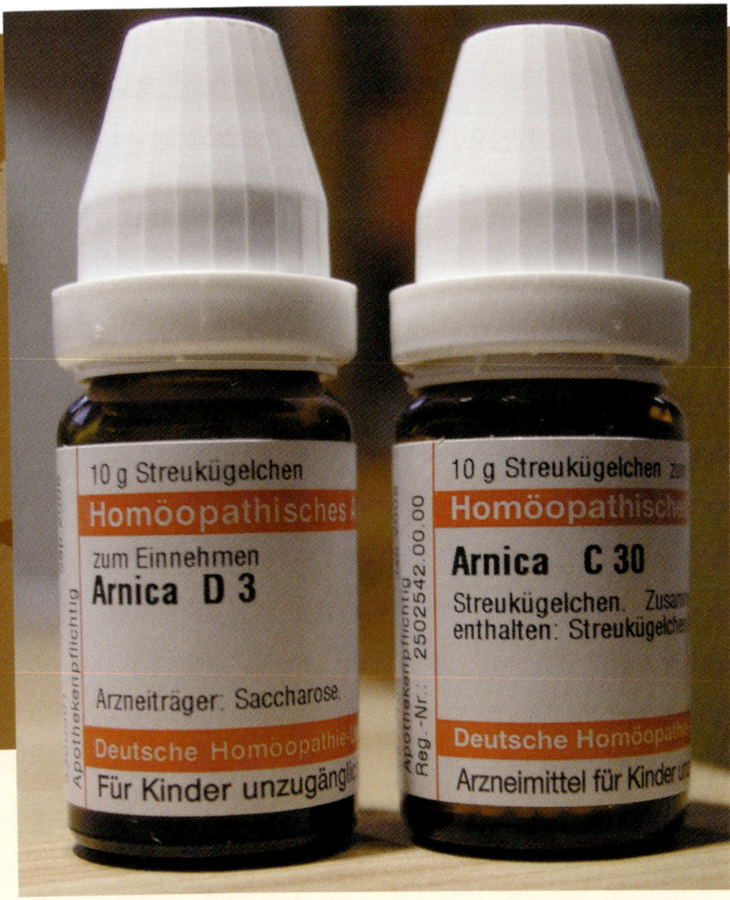

Die Wahl der richtigen Potenz hängt vor allem davon ab, wie akut oder chronisch der Verlauf einer Erkrankung ist.
Foto: Bosse

Potenzwahl

In der Homöopathie werden Tiefpotenzen, Mittelpotenzen und Hochpotenzen unterschieden. Bis etwa zur D12 spricht man von tiefen Potenzen. Sie zielen in ihrer Wirkung speziell auf einzelne Organe und Organsysteme ab und finden meist bei akuten Erkrankungen Anwendung. Potenzen mittleren Grades, bis zur Potenzierungsstufe D30, werden überwiegend bei subakuten Erkrankungen wie funktionellen Störungen, zum Beispiel Durchfallerkrankungen oder Allergien, eingesetzt. Die Bezeichnung Hochpotenz wird für alle Potenzierungen oberhalb der D30 verwendet. Bei chronischen Erkrankungen greift man speziell auf diese hohen Potenzen zu.

Darreichungsformen

Die in Apotheken erhältlichen, schon fertig potenzierten Homöopathika sind in folgenden Darreichungsformen erhältlich:

- Dilution: Die Tropfen werden durch Verschüttelung mit Alkohol hergestellt. Manche Pferde lehnen sie wegen des Alkoholanteils ab.
- Tabletten: Nach der entsprechenden Verreibung der Arznei mit Milchzucker wird das Pulver in Tablettenform gepresst.
- Globuli: Die so genannten Streukügelchen sind wohl die bekannteste Form homöopathischer Arzneimittel. Sie bestehen aus Milchzucker und werden mit der entsprechenden Arznei besprüht.

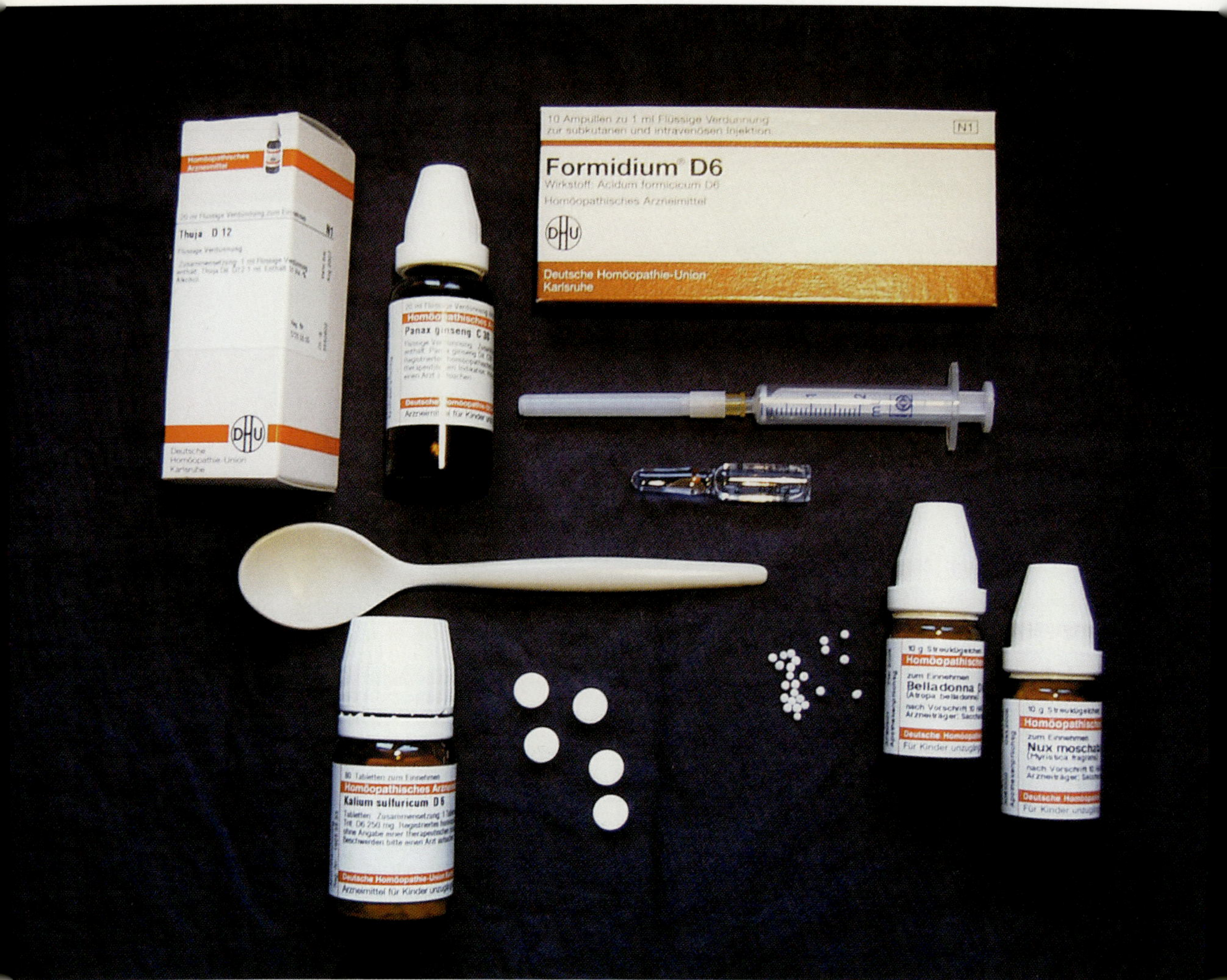

Homöopathika sind in verschiedenen Darreichungsformen erhältlich. Foto: Naujoks

• Injektionen: Die Anwendung von zur Injektion geeigneten Lösungen sollte einem Tierarzt oder Tierheilpraktiker überlassen werden.

• Tinkturen, Salben: Für die äußerliche Anwendung stellt die Pharmaindustrie eine Vielzahl von homöopathisch wirkenden Salben und Tinkturen bereit, die praktisch und einfach anzuwenden sind.

Dosierung und Verabreichung

Bei plötzlich und heftig auftretenden Erkrankungen – zum Beispiel Kolik oder hohes Fieber – werden die Arzneimittel anfangs alle zehn bis 30 Minuten gegeben. Sobald sich die Beschwerden bessern, wird der Zeitabstand zwischen den einzelnen Gaben nach und nach verlängert.

Achtung! Heftige Symptome erfordern in jedem Fall die sofortige Hinzuziehung eines Tierarztes – es kann Lebensgefahr bestehen! Homöopathische Mittel kommen dann nur unterstützend zur ersten Hilfe zum Einsatz!

Akute Erkrankungen wie Lahmheiten, akute Bronchitis oder Erkrankungen im Magen-Darm-Bereich erfordern eine zwei- bis dreimalige Gabe täglich. Bewährt haben sich hier eher tiefere Potenzen.

Chronische Krankheiten werden vorzugsweise mit hohen Potenzen therapiert. Man gibt das gewählte Mittel ein- bis zweimal wöchentlich in der Potenz D30 oder einmalig als D200 mit eventueller Wiederholung nach drei bis vier Wochen.

Zur Dosierung von tiefen und mittleren Potenzen hat sich folgende Richtlinie bewährt:

- Fohlen: 5 bis 8 Tropfen oder Globuli oder 1 Tablette
- Ponys und Kleinpferde: 10 bis 15 Tropfen oder Globuli oder 2 Tabletten
- Großpferde: 15 Tropfen oder Globuli oder 3 Tabletten

Homöopathische Hochpotenzen werden wie folgt dosiert:

- Fohlen, Ponys und Kleinpferde: 5 Tropfen oder Globuli oder 1 Tablette
- Großpferde: 10 Tropfen oder Globuli oder 2 Tabletten

Homöopathika wirken am besten, wenn sie über die Maulschleimhaut aufgenommen werden. Optimal ist es daher, wenn Sie die Tabletten und Globuli ins Pferdemaul geben können, damit sie sich dort langsam auflösen. Nach den Regeln der Homöopathie sollten Sie selbst das Medikament nicht mit den Fingern berühren, um keine Fremdschwingungen zu übertragen und ihre Informationen nicht zu verfälschen. Am einfachsten ist es, wenn Sie einen dünnen Gummihandschuh anziehen. Bei einem sehr wehrhaften Pferd ist es aber auch möglich, die Globuli oder Tabletten in einem Stückchen Apfel zu „verstecken". Tropfen können Sie auf eine Spritze aufziehen und ins Maul spritzen oder auf getrocknetes Brot geben. Wenn sich Ihr Pferd auch gegen diese Verabreichung weigert, geben Sie die Mittel notfalls mit dem üblichen Krippenfutter.

Ein Gummihandschuh verhindert, dass durch den direkten Hautkontakt Schwingungsinformationen des Menschen auf die Globuli übergehen.
Manche Pferde lecken die süßlich schmeckenden Globuli gern von der Hand ab, bei anderen kann man sie einfach in den Maulwinkel stecken. Foto: Bosse

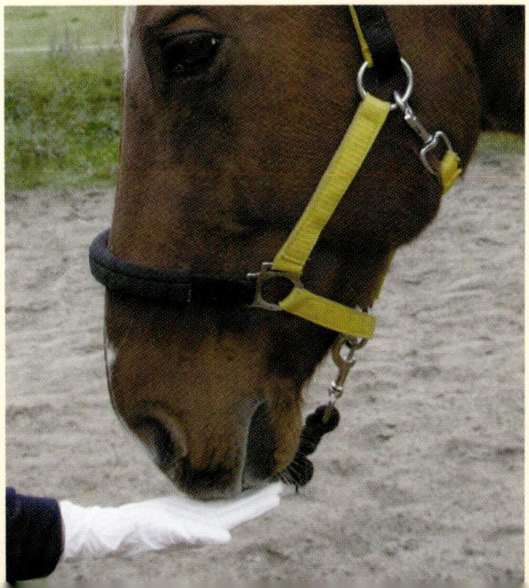

Erstverschlimmerung und Behandlungsdauer

Eine homöopathische Behandlung zielt darauf ab, die Selbstheilungskräfte des Organismus zu aktivieren. Auf den feinen Reiz, den ein Mittel setzt, reagiert der Körper im besten Fall positiv. Sobald sich die Beschwerden bessern, wird das Arzneimittel abgesetzt. Treten die gleichen oder andere Beschwerden erneut auf, wird die homöopathische Behandlung fortgesetzt.

Bei jedem Einsatz von homöopathischen Arzneien kann es zur so genannten Erstverschlimmerung kommen – die Krankheitssymptome werden nach der Gabe des Mittels also stärker. Der Homöopath erkennt darin, dass der Körper in die richtige Richtung auf das zwar passende Mittel reagiert, dieses aber in einer unpassenden Potenz gegeben wurde. Die Behandlung wird deshalb mit dem gleichen Mittel, allerdings in einer höheren Potenz, fortgesetzt, und der Prozess der Heilung kommt dann meist schnell in Gang.

Welches Mittel in welcher Potenz zum Einsatz kommt, ist von Arznei zu Arznei verschieden und erfordert vom Therapeuten viel Erfahrung. Gehen Sie deshalb niemals leichtfertig mit der Homöopathie um und beobachten Sie Ihr Pferd nach der Gabe eines homöopathischen Arzneimittels über einen längeren Zeitraum ganz genau, bevor Sie die Gabe wiederholen oder das Mittel wechseln. Verändern sich allerdings die Modalitäten – ist also die „Ähnlichkeit" nicht mehr gegeben – ist unter Berücksichtigung der Symptome die Wahl eines neuen Mittels angezeigt.

Homöopathische Komplexmittel und Kombinationen mit anderen Heilmethoden

Neben den homöopathischen Einzelmitteln sind in den letzten Jahren zunehmend die so genannten Komplexmittel von der Pharmaindustrie auf den Markt gebracht worden. Sie sind Zusammenstellungen mehrerer Einzelmittel mit gleicher Zielwirkung und meist ähnlichen Arzneimittelbildern und können besonders bei unspezifischen Krankheitssymptomen erfolgreich eingesetzt werden. Ein Beispiel ist das Mittel Traumeel®, das bei Arthrosen und Hufrollenentzündung sehr gut anspricht.

Die Homöopathie lässt sich auch mit anderen Heilmethoden verbinden. Allerdings ist zu beachten, dass zum Beispiel das schulmedizinische Kortison ein homöopathisches Mittel blockieren kann oder ein Therapeutikum aus der Pflanzenheilkunde genau gegensätzlich zu einem Homöopathikum wirkt.

Bedenken Sie bitte stets: Die Vorbeugung vor Krankheiten ist noch immer die beste Medizin. Eine sachkundige Prophylaxe mit Impfungen und Wurmkuren muss selbstverständlich sein. Achten Sie auch auf eine möglichst artgerechte Haltung, eine angepasste Fütterung und eine Nutzung, die die physischen und psychischen Bedürfnisse Ihres Pferdes individuell berücksichtigt.

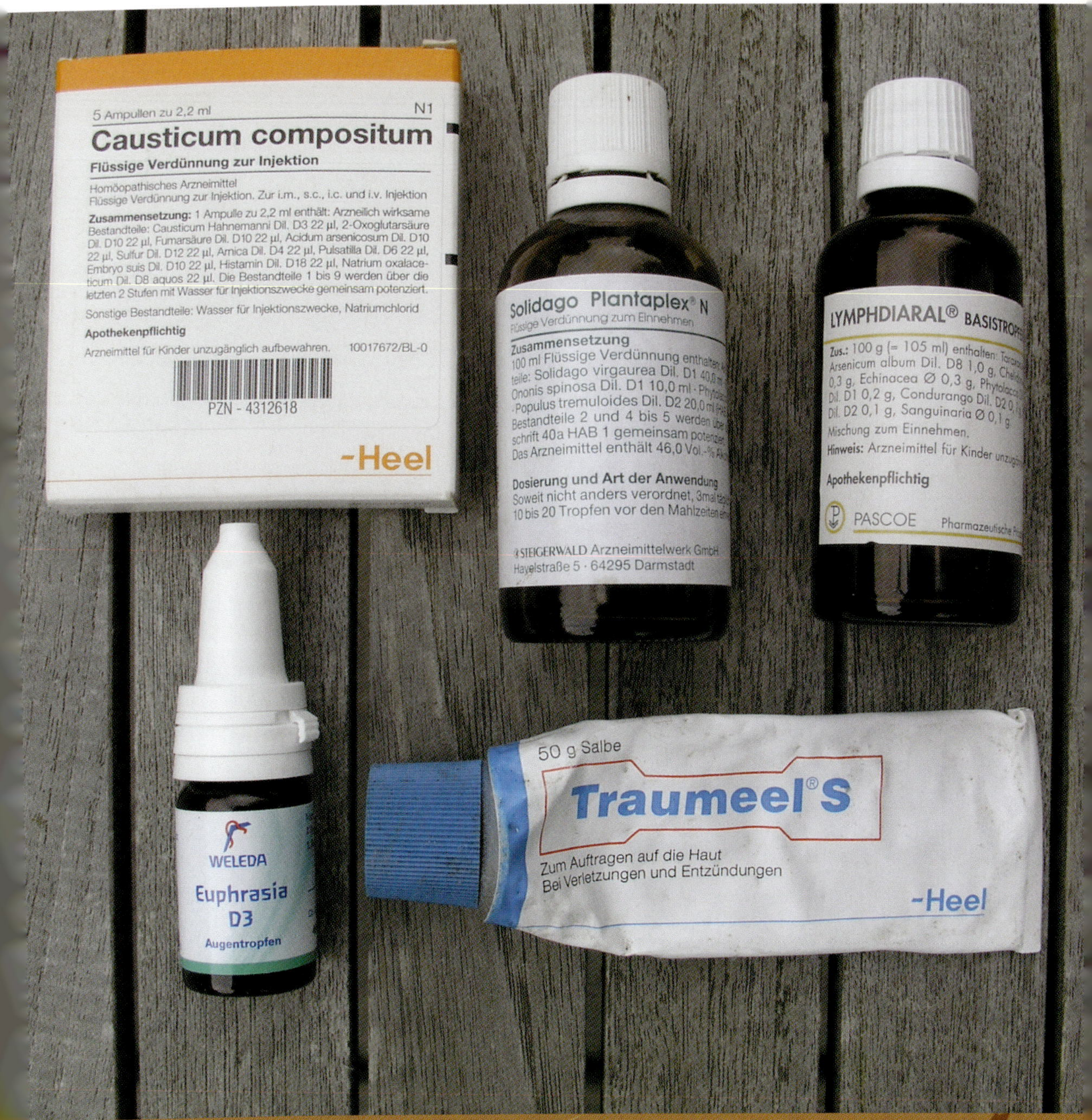

Homöopathische Komplexmittel und zum Beispiel für die direkte Anwendung geeignete Augentropfen aus Einzelmitteln sind von verschiedenen Firmen in der Apotheke erhältlich.
Foto: Bosse

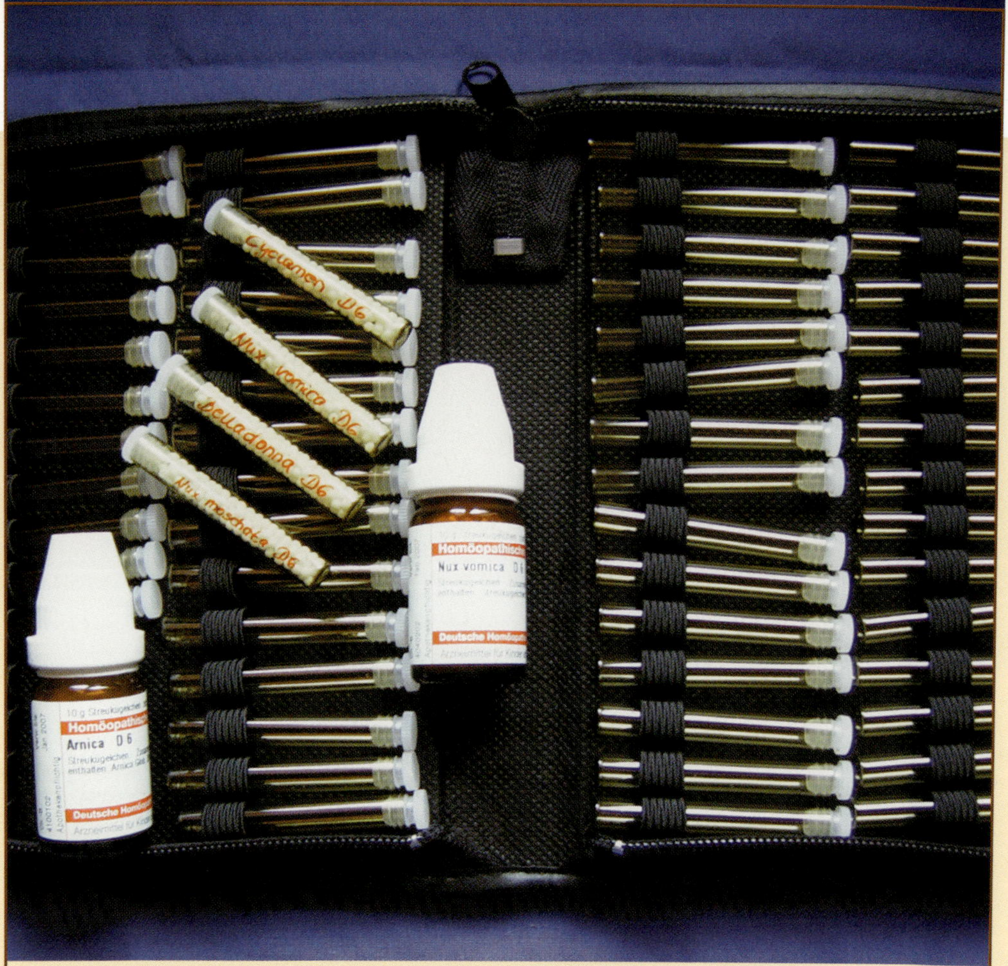

Praktisch: eine individuell zu befüllende Taschenapotheke.
Foto: Naujoks

Die homöopathische Stallapotheke

Mit einer homöopathischen Stallapotheke kann im Notfall unverzüglich erste Hilfe geleistet werden, bis der Tierarzt eintrifft. Durch die schnelle Gabe des passenden Mittels können Sie den Verlauf einer akuten Erkrankung Ihres Pferdes sehr positiv beeinflussen.

Die im Handel erhältlichen fertigen homöopathischen Notfallapotheken sind in ihrer Mittelauswahl auf die Behandlung von Menschen abgestimmt. Die wichtigsten Mittel für Ihr Pferd sollten Sie sich deshalb lieber von Ihrem Apotheker zusammenstellen lassen.

Die wichtigsten Mittel

- Abrotanum D30 (Eberraute) – Wurmbefall, Wurmprophylaxe
- Aconitum napellus C30 (Blauer Eisenhut) – Fieber, Schock
- Allium sativum D6 (Knoblauch) – Störungen im Magen-Darm-Trakt, Hautpilz
- Antimonium crudum D12 (Schwarzer Spießglanz) – Hautprobleme, Ekzeme, Mauke
- Antimonium sulfuratum aurantiacum D6 (Goldschwefel) – Atemwege, Verhaltensstörungen
- Apis mellifica D6 (Honigbiene) – Entzündungen, Insektenstiche, Fieber
- Aristolochia clematitis D12 (Osterluzei) – Geburtsvorbereitung
- Arnica montana C30 (Bergwohlverleih) – Verletzungen, Wunden
- Arsenicum album D12 (Weißer Arsenik) – Universalmittel, Erschöpfung, Unruhe
- Arsenum jodatum D30 (Arsentrijodid) – Atemwege, chronische Bronchitis
- Belladonna D6 (Tollkirsche) – Bronchitis, Fieber
- Bellis perennis C30 (Gänseblümchen) – Wunden, Abszesse
- Bryonia dioica C30 (Rotbeerige Zaunrübe) – Lahmheiten, Bronchitis, Entzündungen
- Calcium carbonicum Hahnemanni C30 (Austernschalenkalk) – Wachstumsstörungen, Zahnwechsel, Knochenbrüche, Verhaltensstörungen
- Calcium fluoratum D12 (Flussspat) – Stütz- und Bewegungsapparat
- Calendula officinalis D12 (Ringelblume) – Wundheilungsstörungen, Abszesse
- Carbo vegetabilis C30 (Holzkohle) – Herz-Kreislauf-Beschwerden
- Caulophyllum thalictroides D6 (Frauenwurzel) – Geburtsvorbereitung
- Chamomilla D30 (Echte Kamille) – Magen-Darm-Trakt
- Cimicifuga D12 (Traubensilberkerze) – Unterstützung der Geburt
- Colocynthis D6 (Koloquinte) – Magen-Darm-Trakt, Leber
- Crataegus oxyacantha D4 (Weißdorn) – Herz-Kreislauf-System
- Drosera rotundifolia D6 (Rundblättriger Sonnentau) – Hustenmittel, Bronchitis
- Echinacea purpurea D6 (Roter Sonnenhut) – Steigerung der körpereigenen Abwehrkräfte
- Euphrasia officinalis D6 (Augentrost) – Schleimhäute, Augenentzündungen
- Ginkgo biloba D6 (Ginkgobaum) – Durchblutung, Hufrehe
- Graphites D12 (Reißblei) – Ekzeme, Mauke
- Grindelia robusta D30 (Grindelia) – Atemwege, chronische Bronchitis
- Harpagophytum procumbens D4 (Teufelskralle) – Hufrollenentzündung, Spat
- Hekla lava D4 (Lavagestein) – Knochenentzündungen, Spat

- Hepar sulfuris C30 (Kalkschwefelleber) – Haut, Schleimhäute
- Hypericum perforatum D6 (Johanniskraut) – Verletzungen mit Nervenschädigungen
- Ignatia amara D12 (Ignatiusbohne) – Nerven- und Gemütsmittel
- Ipecacuanha D6 (Brechwurz) – Atemwege, Magen-Darm-Trakt
- Kalium jodatum C30 (Kaliumjodid) – Bronchitis, Schmerzen im Bewegungsapparat
- Lachesis C30 (Buschmeisterschlange) – Infektionen, Hufrehe, Blutvergiftung
- Ledum palustre C30 (Sumpfporst) – Muskel- und Gelenkschmerzen
- Nux vomica D6 (Brechnuss) – Magen-Darm-Trakt, Kolik, Hufrehe
- Oleander D4 (Oleander) – Herz-Kreislauf-System
- Phosphorus D8 (Gelber Phosphor) – Atemwegserkrankungen
- Phytolacca americana D4 (Kermesbeere) – Unterstützung der Geburt, Drüsenerkrankungen
- Pulsatilla pratensis C30 (Wiesen-Küchenschelle) – weibliches Konstitutionsmittel
- Pyrogenium C30 (Extrakt aus Ochsenfleisch) – Infektionen, Hufrehe, Blutvergiftung
- Rheum palmatum D6 (Chinesischer Rhabarber) – Durchfall beim Fohlen
- Rhus toxicodendron D12 (Giftsumach) – Zerrungen, Verstauchungen
- Rumex crispus D6 (Krauser Ampfer) – Atemwege, Haut
- Ruta graveolens D6 (Weinraute) – Verletzungen, Prellungen, Steifheit
- Sabina D6 (Sadebaum) – Unterstützung der Geburt, weibliche Geschlechtsorgane
- Sepia officinalis D12 (Tintenfisch) – Geburtshilfe
- Silicea D12 (Kieselerde) – Abszesse, eitrige Wunden, Lahmheiten
- Spigelia anthelmia D6 (Wurmkraut) – Wurmprophylaxe
- Spongia tosta D6 (Meerschwamm) – Atemwegserkrankungen, männliche Geschlechtsorgane
- Staphisagria D30 (Stephanskraut) – tiefe Abszesse
- Stramonium D12 (Weißer Stechapfel) – Panikattacken, Angstzustände
- Sulfur C30 (Schwefel) – Zwischenmittel zur Anregung der Reaktionsfähigkeit des Körpers
- Symphytum officinale C30 (Gemeiner Beinwell) – Verletzungsmittel, Förderung der Knochenheilung
- Tartarus stibiatus D12 (Brechweinstein) – festsitzender Husten, zähe Bronchitis
- Thuja occidentalis C30 (Lebensbaum) – Impfreaktionen, Entzündungen
- Urtica urens D12 (Brennnessel) – Haut, Allergien, Rheuma, Hufrehe
- Zincum metallicum D30 (Metallisches Zink) – Hautekzeme, Mauke

Zusätzlich sollte die Bachblütenmischung „Rescue-Tropfen“ in keiner Stallapotheke fehlen. Sie wirkt außerordentlich beruhigend bei allen Arten von Notfällen: Verletzungen, Angst- und Panikzustände, Stresssituationen wie zum Beispiel Transport, Turnier, Tierarztbesuch, Stall- oder Besitzerwechsel, Wechsel in der Herdenzusammenstellung und vieles mehr. Geben Sie vier Rescue-Tropfen am besten direkt ins Maul oder notfalls auf einem Stückchen getrocknetem Brot. Die Gabe kann bei Bedarf mehrmals stündlich wiederholt werden, bis sich der Zustand des Pferdes bessert.

> Rescue-Tropfen wirken auch hervorragend bei Menschen! In Notfallsituationen ist es oft angebracht, nicht nur das Pferd zu behandeln, sondern auch den beteiligten Personen Rescue-Tropfen zur Beruhigung zu geben.

Aus dem Bereich der homöopathischen Komplexmittel ist für die äußerliche Anwendung besonders Traumeel®-Salbe empfehlenswert. Sie zeigt hervorragende Wirkung bei Verstauchungen und Verrenkungen, Prellungen, Blutergüssen, entzündlichen Prozessen am Stütz- und Bewegungsapparat, Sehnenscheidenentzündungen und Arthrosen der kleineren Gelenke. Zur Linderung von stumpfen Verletzungen und Sehnenüberlastungen, aber auch bei Sonnenbrand, leistet eine Arnica-Salbe hervorragende Dienste. Kleinere, frische und schlecht heilende Wunden sprechen sehr gut

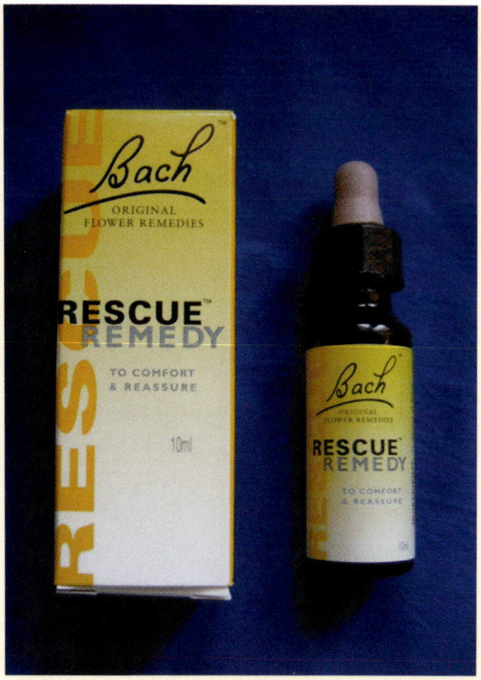

Die Bachblütenmischung Rescue Remedy gehört in jede Stallapotheke. Foto: Naujoks

auf eine Calendula-Salbe an. Bei Neigung zur Ekzembildung wie Mauke und bei rissiger, schrundiger Haut kann eine Salbe mit Graphites zur Behandlung und auch zur Vorbeugung eingesetzt werden. Alle Salben gibt es in der Apotheke.

Aufbewahrung

Homöopathische Arzneimittel bewahren Sie an einem kühlen, trockenen und dunklen Ort auf – am besten in einem separaten Apothekenschrank. Da sie schnell fremde Gerüche annehmen und dadurch ihre Wirksamkeit verlieren können, dürfen sie nicht neben ätherischen Ölen oder anderen Geruchsquellen gelagert werden. Außerdem sollten sich keine elektromagnetischen Felder und elektrischen Geräte in unmittelbarer Nähe befinden.

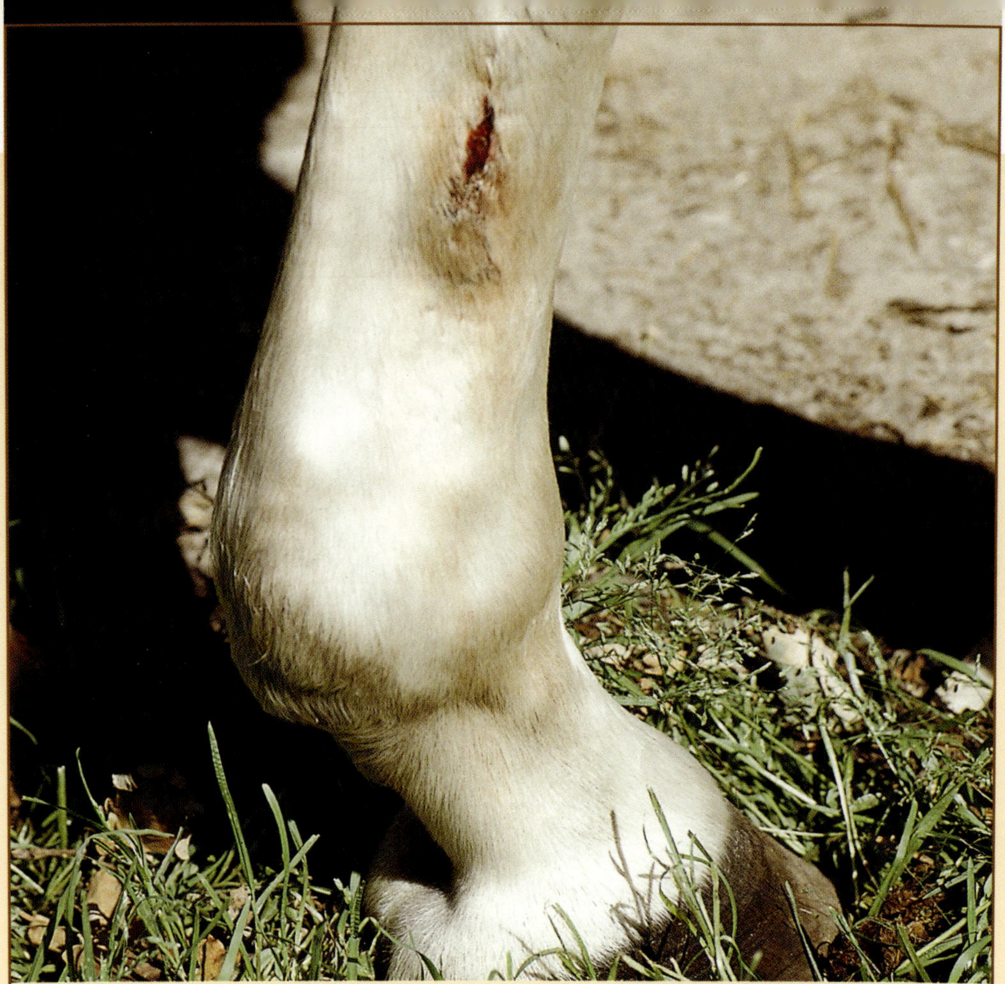

Bei kleinen Verletzungen genügt es oft, die Wunde gründlich zu säubern und mit dem passenden homöopathischen Mittel den Heilungsverlauf zu unterstützen. Foto: Dr. Ende

Erste Hilfe mit Homöopathie

Homöopathische Mittel können hervorragende Dienste bei der Erstversorgung von Verletzungen und Wunden leisten, wie sie sich unsere Pferde leider immer wieder einmal zuziehen. Außer bei kleinen, harmloseren Blessuren ist die Homöopathie aber natürlich kein Ersatz für die Behandlung durch den Tierarzt! Sie kann allerdings nach Absprache auch im Anschluss an eine tierärztliche Therapie zum Einsatz kommen, um den Heilungsverlauf zu fördern.

Verletzungen aller Art – von der Abschürfung über den Sonnenbrand und die Augenquetschung bis hin zum Nageltritt – sind immer schmerzhaft und sollten so schnell wie möglich behandelt werden. Es gilt genau abzuwägen, wie schwerwiegend die jeweilige Verletzung ist. Bei klaffenden Wunden oder starken Blutungen sowie heftigen Lahmheiten ist sofort der Tierarzt hinzuzuziehen und der Tetanusschutz genau zu überprüfen. Als Erstversorgung wird hier Arnica C30 gegeben, um den Schockzustand und die Blutungsneigung positiv zu beeinflussen.

Fragen zur Symptombestimmung bei Verletzungen:
Seit wann besteht die Verletzung?
Wie groß ist die Verletzung?
Wodurch wurde sie möglicherweise hervorgerufen?
Wie groß und wie tief ist die Wunde?
Besteht oder bestand eine Blutung?
Ist die Wunde sauber oder verunreinigt?
Besteht eine Schwellung?
Wie hoch ist die Schmerzhaftigkeit?
Verhält sich das Pferd auffällig?
Ist das Allgemeinbefinden beeinträchtigt?
Wirkt das Pferd schwach oder nervös?

Modalitätenbestimmung:
Bessern oder verschlechtern sich die Symptome bei
- Kälte oder Wärme?
- Druck oder Berührung?
- Ruhe oder Bewegung?
- im Freien oder im Stall?

Frische Wunden und Verletzungen

Wunden entstehen durch äußere Verletzungen der Haut mit Durchtrennung des Gewebes. Je nach Ursache können Riss- oder Stichwunden, Schnittwunden, Quetschungen oder Abschürfungen unterschieden werden.

Erkennbar ist eine frische Verletzung meist an einer Blutung sowie starken Schmerzhaftigkeit der betroffenen Körperregion. Bei tieferen Verletzungen mit Beteiligung von Muskeln oder Sehnen kommt es auch zu mechanischen Störungen. Verletzungen sind immer eine Eintrittspforte für Keime, die die Heilung verzögern oder zu ernsthaften Folgeerkrankungen bis hin zur Blutvergiftung führen können.

Bei allen akuten Verletzungen oder Unfällen sowie auch bei Satteldruck ist das erste Mittel der Wahl Arnica montana C30, einmal täglich zehn Globuli oder Tropfen für einen Zeitraum von bis zu sieben Tagen. Arnica besänftigt – notfalls auch noch Stunden oder Tage später – den Schock, der durch Unfälle entsteht, und wirkt blutungsstillend. Diese Wirkung macht man sich auch zunutze, wenn man Arnica vorbereitend vor Operationen gibt.

Bei tiefen und sehr schmerzhaften Riss-, Schnitt- oder Stichwunden mit Zerstörung von Nervenendigungen hat sich das auch als „Nervenarnica" bezeichnete Hypericum perforatum D6 (zwei- bis dreimal täglich zehn Globuli oder Tropfen für vier bis sieben Tage) bewährt. Die entstandenen Wunden bluten mehr innerlich als äußerlich und zeigen sich durch starke Blut-

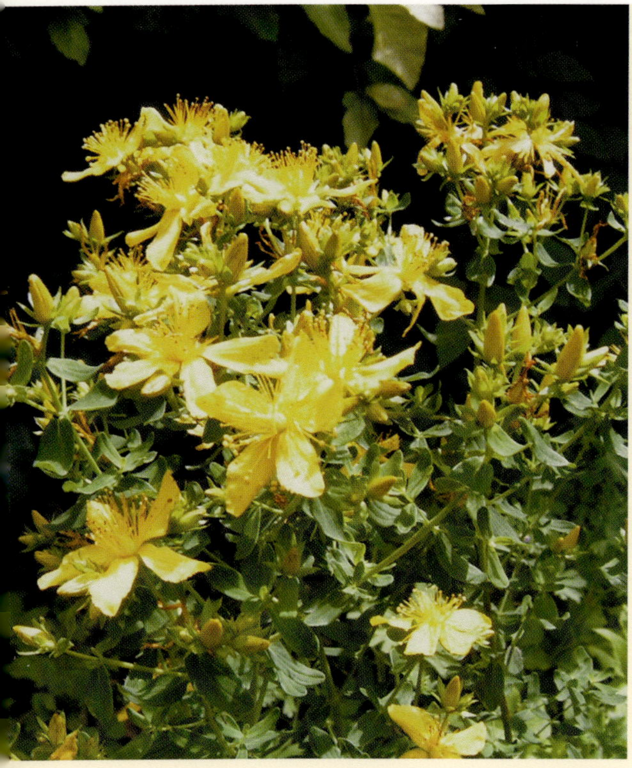

Hypericum perforatum, das Johanniskraut, ist immer dann zu empfehlen, wenn eine Verletzung mit Schädigungen von Nerven einhergeht. Foto: Naujoks

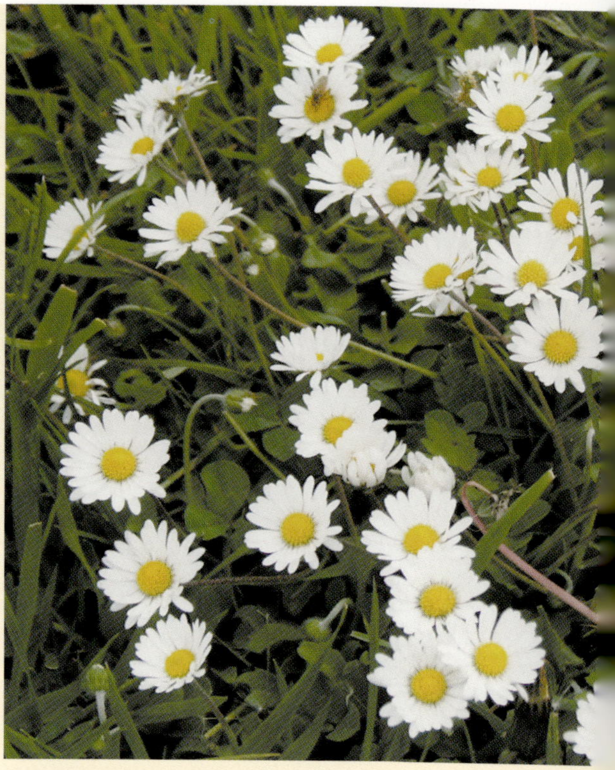

Bellis perennis, das Gänseblümchen, kommt vor allem bei älteren, stumpfen Verletzungen zum Einsatz. Foto: Naujoks

ergüsse. Auch bei Muskelfaserrissen wird Hypericum perforatum angewandt.

Wenn stich- oder punktförmige Verletzungen, zum Beispiel durch Insektenstiche oder Injektionen, sich hart und äußerst schmerzhaft darstellen und nach einigen Tagen mit starker Schwellung und Eiterung einhergehen, gibt man Ledum palustre C30, zweimal täglich zehn Globuli oder Tropfen über einen Zeitraum von bis zu zehn Tagen. Die Beschwerden verschlimmern sich bei Wärme und werden durch kühlende Umschläge gebessert.

Bei einer älteren, durch Quetschung (zum Beispiel Biss), Stoß oder Schlag entstandenen Verletzung, deren Beschwerden nicht abklingen, hat sich Bellis perennis C30 (zwei- bis dreimal täglich zehn Globuli oder Tropfen über etwa sieben Tage) als sehr hilfreich erwiesen. Angezeigt ist dieses Mittel auch bei starker Narbenbildung oder Verwachsungen sowie bei Verletzungen der Schleimhäute. Eine Verschlimmerung der Beschwerden tritt bei Kälte, Nässe und Druck auf, leichte Bewegung führt zur Besserung.

Entzündete Wunden

Schafft es der Körper nicht, in eine Wunde eindringende Bakterien abzuwehren, oder geraten Fremdkörper wie zum Beispiel kleine Steinchen in die Wunde, kommt es zu einer Wundinfektion. Die Hauptsymptome einer Entzündung sind Wärme, Schwellung, Schmerz und Rötung des betroffenen Gewebes.

Nicht behandelte oder durch immer wiederkehrende Reizungen der betroffenen Körperregion – zum Beispiel an der Sattel- oder Gurtlage – erneut entstehende Entzündungen können einen chronischen Verlauf nehmen. Im schlimmsten Fall kommt es zum Absterben des betroffenen Gewebes, einer so genannten Nekrose, die dann nur noch operativ behandelt werden kann. Bei heftigen und tief in das Gewebe hinein reichenden Entzündungen bekommt das Pferd häufig Fieber. Das Gewebe schwillt stark an und ist äußerst schmerzhaft.

Bei älteren, infizierten und eitrigen Wunden beginnt man die homöopathische Behandlung mit Calendula officinalis D12 (zwei- bis dreimal täglich 15 Globuli oder Tropfen über etwa vier Tage). Unterstützend empfiehlt sich die äußerliche Behandlung schlecht heilender Verletzungen mit einer Calendula-Salbe.

Eine akute, heftige Entzündung mit Fieber behandelt man mit Aconitum napellus C30 (dreimal täglich zehn Globuli oder Tropfen über drei bis vier Tage). Zusätzlich ist aufgrund des Fiebers sofort der Tierarzt zu rufen.

Zeigen sich die Folgen einer Entzündung mit stark schmerzhaftem, sehr heißem Gewebe und zeigt das Pferd Unruhe, gibt man Belladonna D6 (viermal täglich zehn Globuli oder Tropfen, maximal drei Tage). Bis zum Eintreffen des Tierarztes sollte man das Pferd nicht allein lassen.

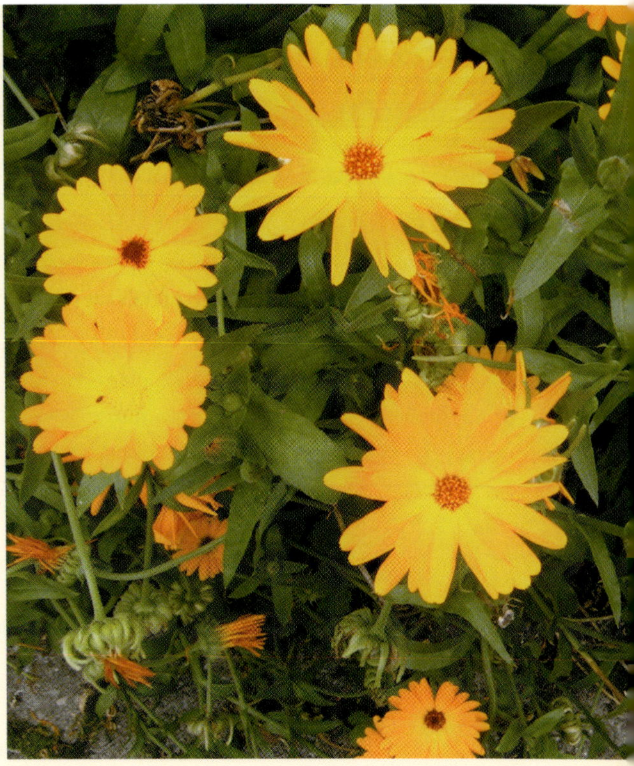

Eines der besten Mittel bei Hautwunden: Calendula officinalis, die Ringelblume. Foto: Naujoks

Bei zunächst oberflächlich erscheinenden Schürfwunden, die aber in der Tiefe zu eitern beginnen, hat sich Hepar sulfuris C30 (einmal täglich zehn Globuli oder Tropfen über zwei bis drei Tage) bewährt. Die Umgebung der Wunde ist geschwollen und stark berührungsempfindlich. Nicht selten sind auch die benachbarten Lymphknoten angeschwollen und das Pferd hat leicht erhöhte Temperatur. Es wirkt apathisch und sein Appetit ist gemindert. Kälte und Druck verschlechtern das Beschwerdebild, eine Besserung tritt bei Regen, feuchter Wärme und im warmen Stall ein.

Schlecht heilende Wunden, die ständig eitern, zur Fistelbildung neigen und mit wildem Fleisch überwuchern, werden mit Silicea D12 (zweimal täglich 15 Globuli oder Tropfen über etwa fünf Tage) behandelt. Das Mittel dringt in tiefe Regionen der Verletzungen ein und hilft bei der Heilung von innen nach außen. Silicea hat sich deshalb auch bei Knochenhautverletzungen nach Schlag- oder Trittverletzungen sowie allgemein bei chronischen Entzündungen bewährt.

Abszesse

Wenn Bakterien in die verletzte Haut eindringen, eine Entzündung hervorrufen und die äußeren Hautschichten dann zu schnell verheilen, kann sich im Gewebe ein Eiterherd einkapseln – der so genannte Abszess. Abszesse können sich jedoch auch in tieferen Gewebeschichten oder am Knochen bilden und gehen dann oft mit Fieber einher.

Ein oberflächlich gelegener Abszess wird vom Tierarzt gespalten, sodass der Eiter abfließen kann. Begleitend wird das homöopathische Mittel Hepar sulfuris C30 (viermal täglich zehn Globuli oder Tropfen über einen Zeitraum von bis zu sieben Tagen) eingesetzt. Äußerlich kann die Heilung des Abszesses mit einer Salbe aus Calendula und Hypericum positiv beeinflusst werden. Erweist sich der Abszess bereits als chronisch mit dünnflüssigem, hellem Eiter, hat sich eine Therapie mit Silicea C200 in einer Einzeldosis von zehn Globuli oder Tropfen bewährt, die in hartnäckigen Fällen nach zwei bis drei Wochen wiederholt werden kann.

Bei einem tiefer liegenden Abszess wie zum Beispiel am Knochen oder unter dem Hufhorn, bei dem der Schmerz leicht durch Druck auszulösen ist, ist Staphisagria D30 (einmal täglich zehn Globuli oder Tropfen über einige Tage) angezeigt. Pferde, die dieses Mittel benötigen, sind häufig gereizt und unruhig. Eine Verschlimmerung tritt bei Belastung oder Kälte ein, während Wärme, leichte Bewegung und der Aufenthalt im Freien die Beschwerden verbessen.

Augenverletzungen

Verletzungen des Augapfels können durch spitze Gegenstände entstehen, wie sie leider immer noch in allzu vielen Ställen oder an Weidezäunen vorhanden sind. Aber auch Dornenbüsche sind eine Gefahr für das empfindliche Pferdeauge. Quetschungen oder gar offene Verletzungen sind immer sehr ernst zu nehmen, die Behandlung muss zunächst unbedingt von einem Tierarzt erfolgen.

Unterstützend dazu kann mit einer in der Apotheke erhältlichen Lösung aus Calendula, Arnica und Hypericum das Auge zwei- bis dreimal täglich vorsichtig gespült werden. Zehn Tropfen der Lösung werden in 250 Milliliter handwarmes Wasser gegeben.

Zur innerlichen Anwendung ist wie bei allen akuten Verletzungen Arnica montana C30 (erste Gabe 15 Globuli oder Tropfen, zweite Gabe nach etwa drei Stunden) das erste Mittel der Wahl. Arnica wirkt dem Schock entgegen und beschleunigt den Heilungsprozess. Ein weiteres wichtiges Verletzungsmittel – besonders bei Schmerzen, die durch Verletzungen von Nervengewebe entstanden sind – ist Hypericum perforatum D6 (zehn Globuli oder Tropfen viermal täglich über zwei bis drei Tage).

Kommt es auch bei Augenverletzungen zu Wundheilungsstörungen in Form von Entzündungen und Eiterungen, kann Hepar sulfuris C30 (zehn Globuli oder Tropfen über zwei bis drei Tage) zum Einsatz kommen.

Verletzungen von Muskeln

Durch starke Überdehnung oder extreme Belastung eines nicht erwärmten Muskels zum Beispiel beim Training oder auch beim Festliegen in der Box kann es zu Zerreißungen von Muskelfasern kommen.

Die ersten Anzeichen für einen Muskelfaserriss sind Schwellungen durch die Blutungen im Gewebe sowie eine deutlich fühlbare Überwärmung der betroffenen Körperstelle. Muskelverletzungen sind sehr schmerzhaft, sodass die Pferde oft stark lahmen und eine extreme Berührungsempfindlichkeit zeigen.

Für die homöopathische Erstbehandlung bietet sich wieder Arnica montana C30 (dreimal täglich zehn Globuli oder Tropfen über drei Tage) an, wobei eine Schonung des Pferdes unbedingt erforderlich ist. Lässt das Pferd es zu, können die betroffenen Muskelpartien vorsichtig mit mäßig kaltem Wasser gekühlt werden.

Bei Muskelverletzungen kommt es nicht selten vor, dass auch Bänder oder Sehnen betroffen sind. In diesem Fall ist Ruta graveolens D6 (dreimal täglich zehn Globuli oder Tropfen über drei Tage) das passende Mittel. Der behandelnde Tierarzt wird darüber hinaus Hinweise zum Umgang mit dem verletzten Pferd und Ratschläge für eine anschließende Bewegungstherapie zum Muskelaufbau geben.

Hufverletzungen

Verletzungen der Hufe sind besonders unangenehm, da das Hufhorn nur sehr langsam nachwächst und der Heilungsprozess entsprechend lange dauert. Außerdem muss eine peinliche Hygiene im Bereich der Verletzung gewährleistet sein, da es durch Verunreinigungen immer wieder zu neuen Entzündungen kommen kann.

Hufverletzungen entstehen häufig bei Tritten an den Kronrand sowie bei Vernagelung durch den Hufschmied. Die häufigste Erkrankung eines Pferdehufs dürfte jedoch das Hufgeschwür sein. Kleine Steinchen oder andere spitze Gegenstände gelangen durch die Hufsohle ins Innere des Hufes und werden dort unter Eiterbildung bekämpft: Es bildet sich ein äußerst schmerzhafter Abszess, der zu heftiger Lahmheit, hoher Druckempfindlichkeit und Überwärmung des betroffenen Hufes führt.

Auch bei Hufverletzungen hat sich Arnica montana C30 (einmal täglich zehn Globuli oder

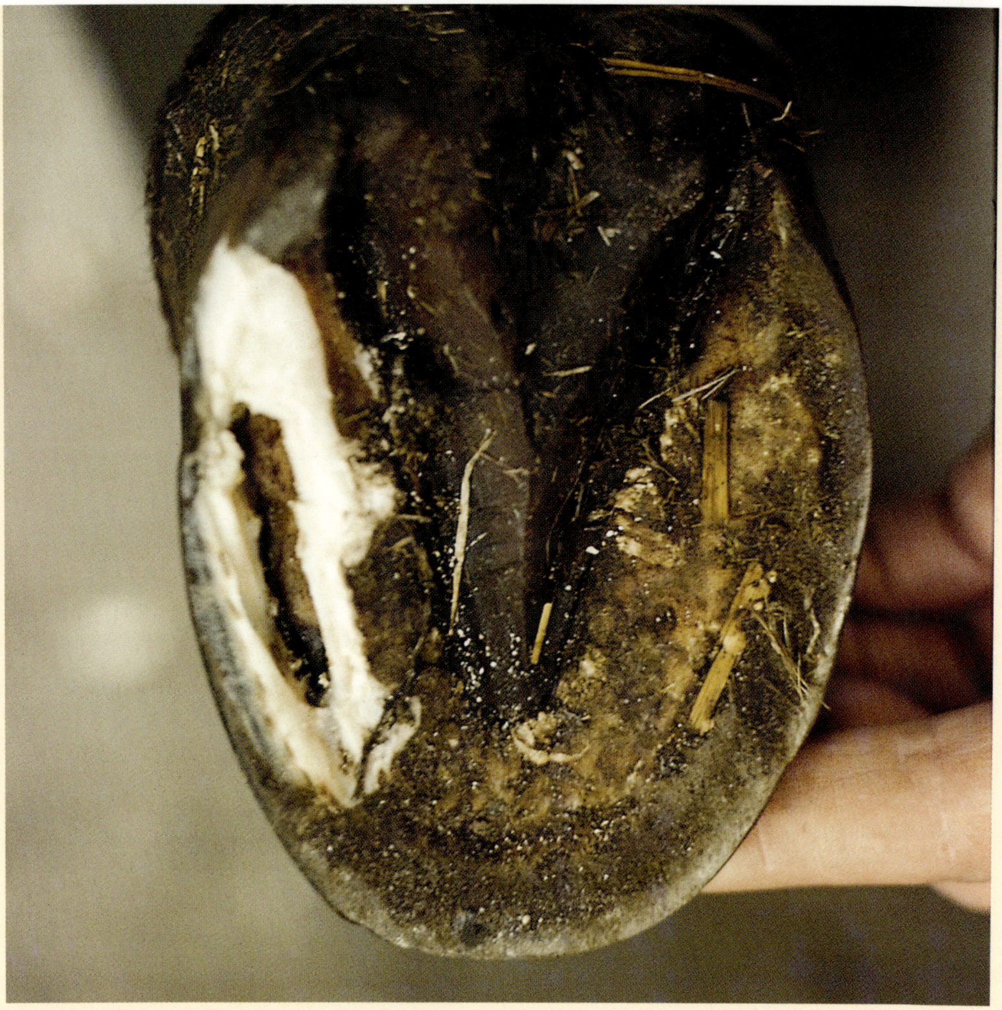

Ein Hufabszess muss eröffnet werden, damit der entstandene Eiter abfließen kann. Foto: Dr. Ende

Tropfen, bis zu sechs Tage lang) bewährt. Erfolgt die Gabe möglichst frühzeitig, können oft noch schlimmere Folgen der Verletzung verhindert werden.

Bei akut infizierten Verletzungen oder bei Schürf- und Schlagwunden im Bereich des Hufes mit Schwellung der betroffenen Gliedmaße verwendet man Echinacea purpurea D6 (zwei- bis dreimal täglich 15 Globuli oder Tropfen über etwa sieben bis zehn Tage).

Ist bereits ein Hufabszess entstanden, sind sofort Tierarzt und Hufschmied zur Erstbehandlung hinzuzuziehen. Der Eiterherd muss geortet und eröffnet werden. Unterstützend greift man zur homöopathischen Beseitigung des Hufabszesses auf Hepar sulfuris D30 (zweimal täglich zehn Globuli oder Tropfen für maximal zehn Tage) zurück.

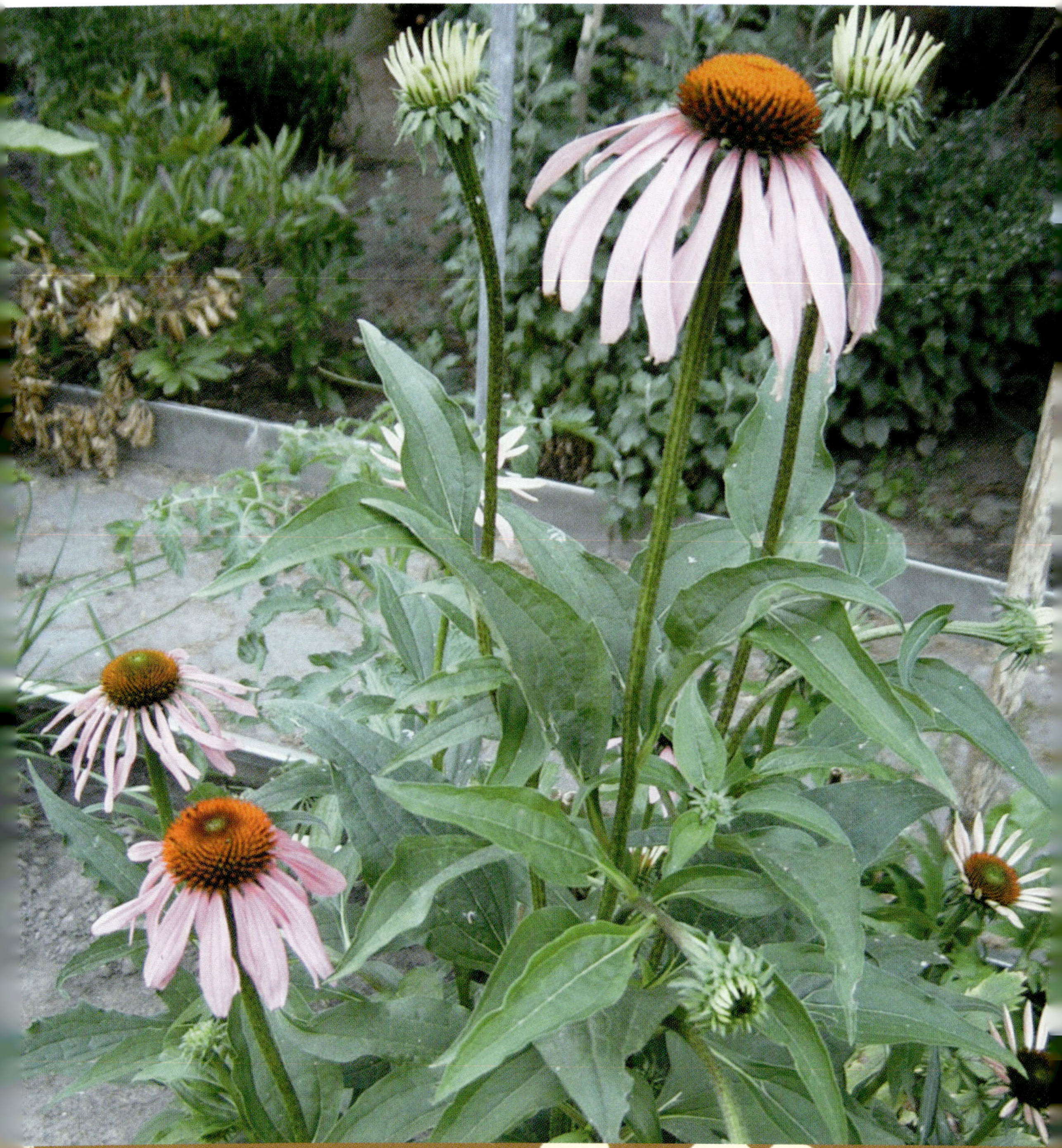

Ein Klassiker unter den homöopathischen Arzneien: Echinacea purpurea, der Rote Sonnenhut.
Foto: Naujoks

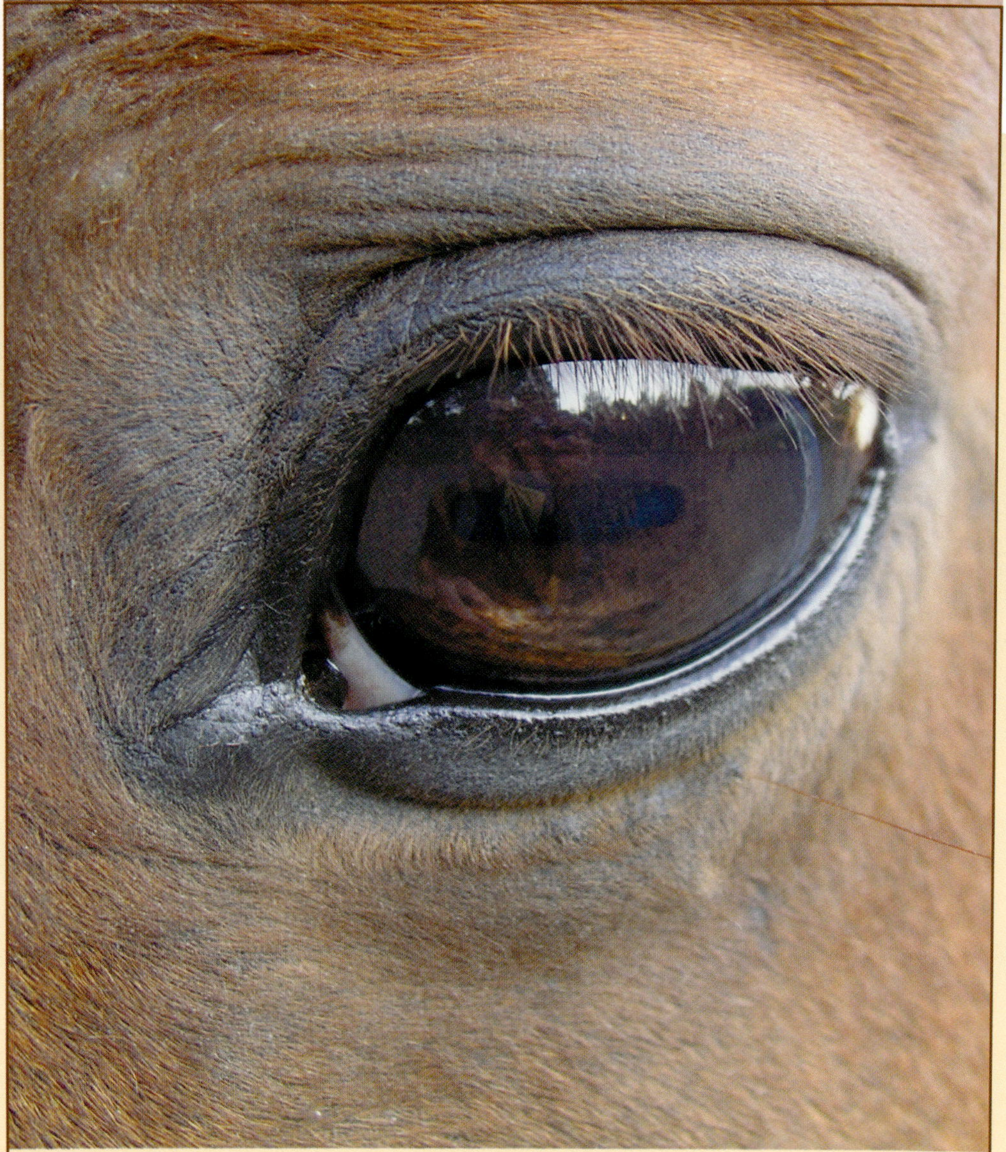

Das Auge des Pferdes ist besonders empfindlich. Foto: Bosse

Homöopathische Behandlung von Augenerkrankungen

Erkrankungen des Auges sind wie auch die oben beschriebenen Verletzungen ernst zu nehmen und bedürfen fast immer einer tierärztlichen Behandlung. Im schlimmsten Fall ist der Verlust der Sehkraft oder gar des gesamten Augapfels zu befürchten.

Vergleichsweise harmlos und gut mit homöopathischen Mitteln zu therapieren ist die Bindehautentzündung (Konjunktivitis). Sie wird vor allem im Sommer durch Fliegen, aber auch durch Zugluft, Wind und Staub hervorgerufen. Das Mittel der Wahl ist hier Euphrasia officinalis D6 (zwei- bis dreimal täglich zehn Globuli oder Tropfen über etwa zehn Tage). Als wirksam und sehr einfach in der Anwendung haben sich in der Apotheke erhältliche Augentropfen mit Euphrasia bewährt.

Eine zweite, recht häufig vorkommende Augenerkrankung ist die periodische Augenentzündung. Die Krankheit verläuft in Schüben und geht mit einer zunehmenden Schädigung des Auges einher. Ein hilfreiches Homöopathikum ist Aconitum napellus C30 (zweimal täglich zehn Globuli oder Tropfen über etwa vier Tage). Alternativ spricht die periodische Augenentzündung auch auf Belladonna D6 (zwei- bis dreimal täglich über etwa sieben Tage) gut an.

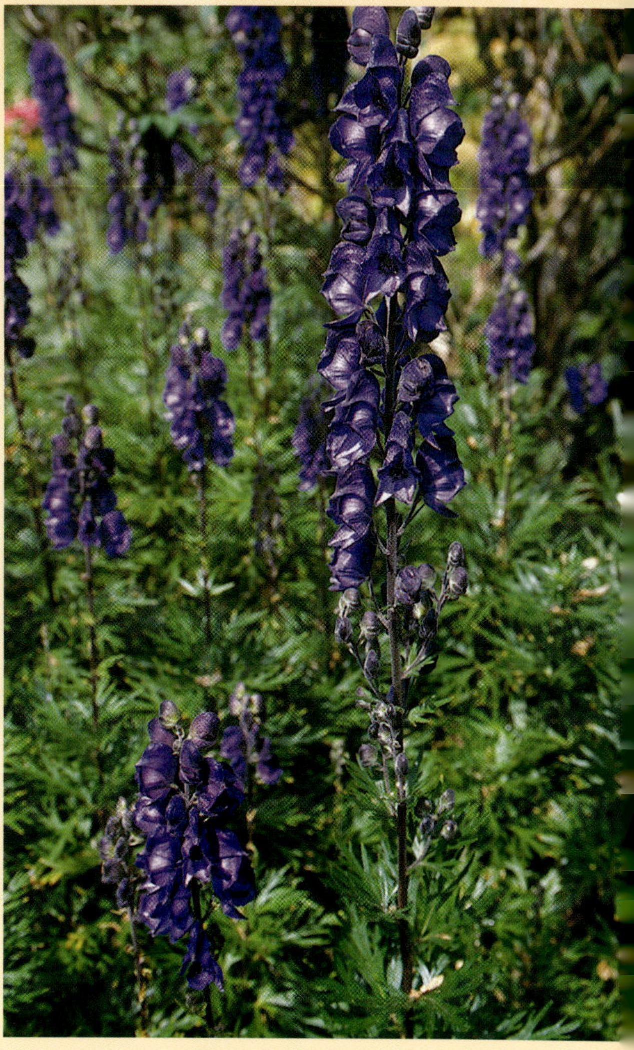

Aconitum napellus, der Blaue Eisenhut, hilft bei der homöopathischen Behandlung der periodischen Augenentzündung. Foto: Prohn

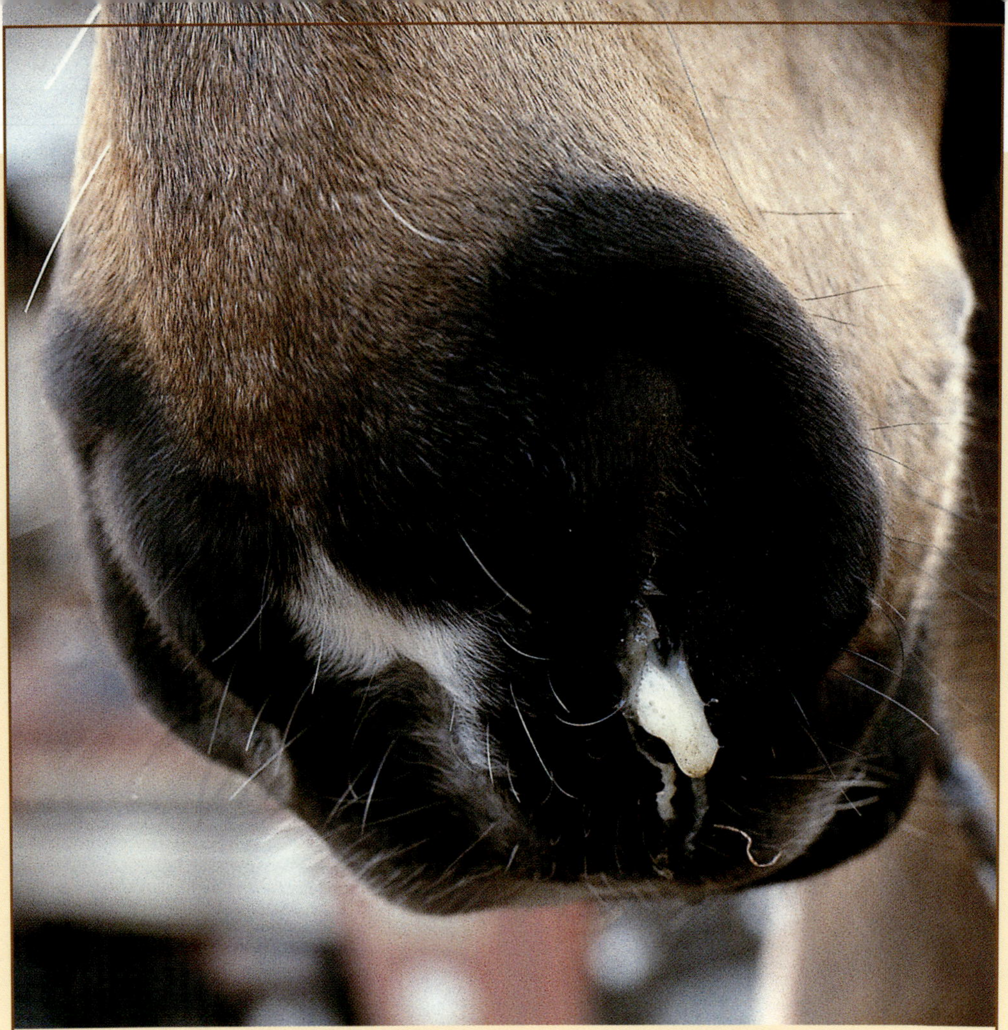

Ein wichtiges diagnostisches Zeichen bei Atemwegserkrankungen: Farbe und Konsistenz des Nasenausflusses. Foto: Dr. Ende

Homöopathische Behandlung von Erkrankungen der Atemwege

Das komplexe Atmungssystem des Pferdes ist sehr krankheitsanfällig – nicht zuletzt deshalb, weil allzu oft die Haltungsbedingungen nicht optimal sind. Ein Pferd benötigt Frischluft; Staub, Pilzsporen und Ammoniakdämpfe sind Gift für die Atemwege! Erkrankungen können die oberen Luftwege betreffen, zu denen die Nase und die Nasennebenhöhlen sowie der Rachen gehören. Häufiger sind jedoch die unteren Atemwege mit Luftröhre, Bronchien und Lunge betroffen.

Neben Haltungsfehlern kommen ursächlich vor allem bakterielle und virale Infektionen sowie ein Wurmbefall in Betracht. Reiter und Pferdebesitzer stehen hier in der Verantwortung, den genannten Ursachen so gut wie möglich vorzubeugen. Dass ein Pferd zum Beispiel nicht nassgeschwitzt der Zugluft ausgesetzt werden darf, versteht sich von selbst. Aus einer kleinen Erkältung entsteht schnell eine manifeste Bronchitis, die nicht selten chronisch werden kann. Zur wirksamen Behandlung der Bronchitis – der häufigsten Atemwegserkrankung bei Pferden – müssen die sehr unterschiedlichen Symptome genau beobachtet und in das Therapiekonzept einbezogen werden.

Bei den ersten Anzeichen einer Atemwegserkrankung – Husten, Nasenausfluss, Mattigkeit des Pferdes – lassen Sie Ihr Pferd zuerst von Ihrem Tierarzt untersuchen und gegebenenfalls behandeln. Bakterielle Infektionen zum Beispiel erfordern oft die Gabe von Antibiotika. Zusätzlich verschaffen Sie Ihrem Pferd Erleichterung, indem Sie für viel frische Luft sorgen und staubfreies Heu und Stroh füttern. Ein Salzleckstein sollte zur Verfügung stehen, da Salz die Flüssigkeitsproduktion der Schleimhäute anregt, sodass das Abhusten erleichtert wird.

Aus homöopathischer Sicht geht es in erster Linie um die Stärkung des Immunsystems sowie die Ausheilung der Schleimhäute. Dazu gehört natürlich auch, dass Ihr Pferd während der Krankheitsphase nicht oder nur sehr vorsichtig belastet werden darf.

Fragen zur Symptombestimmung bei Atemwegserkrankungen:

- Was ist der mögliche Auslöser?
  Kälte, Nässe, Zugluft, starke Belastung?
- Wie zeigt sich der Husten?
  Trocken, rasselnd, pfeifend oder verkrampft?
  Ständig oder anfallsartig?
  Fest oder locker?
- Falls der Husten mit Auswurf einhergeht:
  Wie ist er beschaffen?
  Weiß, gelblich oder grünlich?
  Wässrig, zäh oder schleimig?
- Wann oder wodurch bessert oder verschlimmert sich der Husten?
  Im Stall oder im Freien?
  Beim Trinken oder beim Fressen?
  Im Liegen oder im Stehen?
  In Ruhe oder in Bewegung?
- Falls zusätzlich Nasenausfluss besteht:
  Wann tritt er auf und wie ist er beschaffen?
  Ständig oder sporadisch?
  In Ruhe oder in Bewegung?
  Ist er dickflüssig, schleimig oder wässrig?
  Klar, weiß, gelblich oder grünlich?
- Hat Ihr Pferd Fieber?
- Schwankt das Fieber oder ist es konstant?
- Schwitzt Ihr Pferd?
  Immer, nur im Stall oder nach geringer Anstrengung?
- Welche Begleiterscheinungen beobachten Sie bei Ihrem Pferd?
  Müdigkeit oder Unruhe?
  Durstlos oder auffallend durstig?
  Appetitlos oder hungrig? Hat es Durchfall?

Noch einmal: Bei jedem Anzeichen von Fieber oder auch nur erhöhter Temperatur müssen Sie immer den Tierarzt rufen. Ein fieberndes Pferd ist ein schwer krankes Pferd!

Die Normaltemperatur eines erwachsenen Pferdes beträgt in Ruhe 37 bis 38 Grad Celsius, bei Fohlen sind Werte bis 38,5 Grad Celsius im Normbereich. Am besten, messen Sie regelmäßig mit einem Digitalthermometer die Temperatur Ihres Pferdes, damit sie seine individuelle Normaltemperatur kennen.

Akute Bronchitis

Eine entzündliche oder fieberhafte Bronchitis muss zunächst oft mit Antibiotika oder einem Kortisonpräparat behandelt werden. Da diese Mittel unter Umständen das homöopathische Wirkprinzip blockieren, wird zur Überbrückung ein homöopathisches Zwischenmittel gegeben. Am häufigsten eignet sich Sulfur C30 (zweimal täglich zehn Globuli oder Tropfen über drei bis fünf Tage). Im Anschluss daran bestimmt man nun die individuellen Krankheitssymptome und sucht das passende Homöopathikum.

Bei einem trockenen, harten und krampfartigen Husten, der schmerzhaft zu sein scheint, wobei sich das Pferd auffallend ruhig verhält und kein oder nur wenig Nasenausfluss auftritt, ist Bryonia dioica C30 (zweimal täglich 15 Globuli oder Tropfen für maximal zehn Tage) angezeigt. Ursächlich kommen häufig Sommererkältungen, Überanstrengung oder fieberhafte Infekte in Betracht. Nicht selten verändern sich schon wenige Stunden nach der Gabe von Bryonia dioica die Symptome so sehr, dass ein neues Mittel herausgearbeitet werden muss.

Modalitäten für Bryonia dioica:
Verschlimmerung: bei jeder Bewegung, beim Fressen, bei Wärme und Stress
Besserung: in Ruhe, bei kühlem Wetter, Trinken von kaltem Wasser, Druck, im Liegen

Eine akute Bronchitis mit krampfartigem und bellendem, scheinbar tief sitzendem Husten wird mit Drosera rotundifolia D6 (zwei- bis viermal täglich 15 Globuli oder Tropfen über etwa acht Tage) behandelt. Es gilt allgemein als das Hustenmittel schlechthin und passt auch, wenn beim Husten rasselnde Geräusche entstehen, viel gelblicher Schleim in den Nüstern auftritt und die Schleimhäute stark gerötet sind. Teilweise neigen die Pferde zu leichtem Nasenbluten, das aber von selbst wieder versiegt.

Modalitäten für Drosera rotundifolia:
Verschlimmerung: bei Berührung oder Druck (auch durch den Sattel), nachts, im Liegen
Besserung: bei trockener Wärme, tagsüber

Ein weiteres wichtiges Mittel allgemein bei Atemwegserkrankungen ist Phosphorus D8 (zweimal täglich 15 Globuli oder Tropfen über acht Tage), das ein sehr breites Wirkungsspektrum besitzt. Die Pferde sind grundsätzlich sehr empfindlich gegen äußere Einflüsse wie Berührung, Licht und Geräusche. Sie husten sehr zögerlich, denn der Husten ist trocken und schmerzhaft und erschüttert den ganzen Körper. Oft kommt es deshalb nach einem Hustenanfall zu Schweißausbrüchen. Die Pferde haben einen weißlichen, zähen Nasenausfluss und sind in ihrer Leistungsfähigkeit stark eingeschränkt.

Modalitäten für Phosphorus:
Verschlimmerung: staubige Luft, Kälte, Berührung, äußere Einflüsse
Besserung: bei Wärme, beim Fressen, in Ruhe

Wird der Husten von quälenden Krämpfen oder Spasmen begleitet, hat sich das Mittel Ipecacuanha D6 (drei- bis fünfmal täglich zehn Globuli oder Tropfen über bis zu zehn Tage) bewährt. Auffällig ist hier, dass das Pferd unter dem Hustenanfall

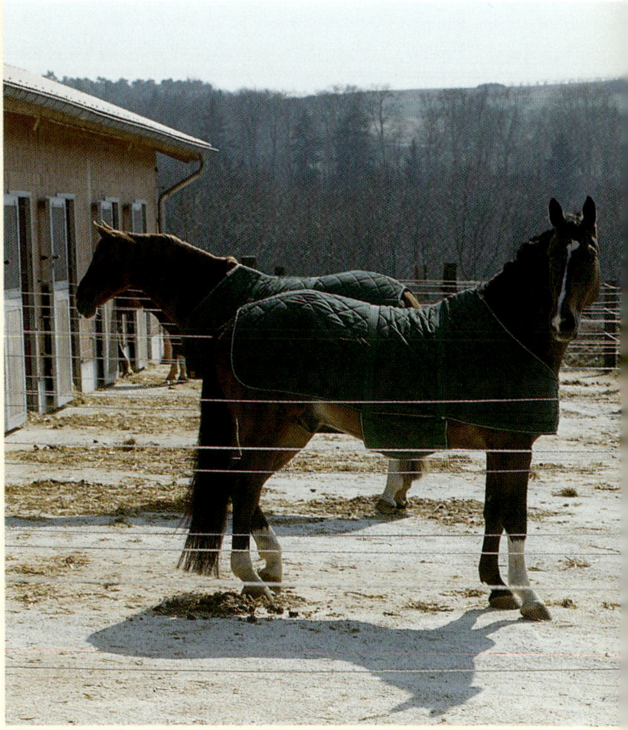

Wenn schon Boxenhaltung, dann wenigstens mit viel frischer Luft: So wird Stauballergien und Schädigungen der Atemwege vorgebeugt. Foto: van Damsen

leidet und anschließend keine Erleichterung verspürt, sondern sichtlich erschöpft wirkt. Der Husten ist als grobes Rasseln hörbar, die Schleimhäute des Pferdes schimmern bläulich verfärbt, das Atmen fällt dem Tier schwer. Begleitend kommt es häufig zu leichten Koliken und Augenentzündungen, aus den Nüstern tritt gelblicher Nasenfluss aus.

Modalitäten für Ipecacuanha:
Verschlimmerung: warmes, feuchtes Wetter, bei Bewegung, abends, im Stall, Temperaturwechsel
Besserung: im Freien, konstantes Wetter, in Ruhe, im Liegen, Trockenheit

Kehlkopfentzündung

Als Begleiterscheinung bei trockenem und verkrampftem Husten stellt sich nicht selten eine zusätzliche Kehlkopfentzündung ein. Beim Menschen sind Heiserkeit und Schmerzen beim Sprechen typische Symptome, beim Pferd erkennen wir die Kehlkopfentzündung (Laryngitis) in erster Linie daran, dass die Pferde vor allem beim Reiten husten, wenn sie durch das Genick gehen sollen. Auch beim Fressen tritt der Husten häufig auf. Das Pferd ist unruhig und sehr berührungsempfindlich am Hals im Bereich des Kehlkopfes.

Bei einer Kehlkopfentzündung ist es besonders wichtig, zusätzliche äußere Reizungen der Atemwege wie beispielsweise durch Staub oder verunreinigtes Heu konsequent zu vermeiden. Das homöopathische Mittel der Wahl ist Spongia tosta D6, das dreimal täglich als zehn Globuli oder Tropfen für etwa eine Woche gegeben wird.

Chronische Bronchitis

Die chronische Bronchitis ist die häufige Folge einer akuten Bronchitis und ist durch immer wieder auftretende und langwierige, eitrige Entzündungen im Bereich des Bronchialgewebes gekennzeichnet. Diese Schädigungen der Schleimhäute werden bei Nichtbehandlung schließlich unheilbar, es kommt zur so genannten Dämpfigkeit. Ein wichtiges Ziel bei der Behandlung besteht darin, den festsitzenden Schleim in den Bronchien zum Abfließen zu bringen. Homöopathische Mittel greifen regulierend in den Organismus ein, sodass Bronchien und Lunge wieder aus eigener Kraft für den Abtransport des gebildeten Schleims sorgen können.

Bei chronischer und hartnäckiger Bronchitis hat sich ein sehr tief greifendes homöopathisches Mittel als besonders wirksam herausgestellt: Antimonium sulfuratum aurantiacum D6 (ein- bis zweimal täglich 15 Globuli oder Tropfen über fünf Tage). Wie alle homöopathischen Schwefelverbindungen zeichnet es sich dadurch aus, sehr präzise einen Heilungsanstoß geben zu können – gerade auch dann, wenn der Heilungsprozess scheinbar zum Stehen gekommen ist. Antimonium sulfuratum aurantiacum wird dementsprechend bei einer schon länger bestehenden Bronchitis mit festsitzendem Schleim eingesetzt. Der Husten ist hart und trocken und strengt das Pferd sichtbar an. Nach einem Hustenanfall tritt weißlich-gelber Schleim aus den Nüstern aus. Es sind rasselnde und pfeifende Atemgeräusche zu hören, die Atmung erfolg stoßweise mit sichtbarer Einbeziehung der Bauchmuskulatur. Die Pferde neigen zu leichten Koliken und sind hochgradig anfällig für Hauterkrankungen wie zum Beispiel Mauke.

Modalitäten für Antimonium sulfuratum aurantiacum:
Verschlimmerung: Wärme, staubige Luft
Besserung: an der frischen Luft, bei Bewegung, nach Abhusten von viel Schleim

Eine hartnäckige, bereits fortgeschrittene chronische Bronchitis, bei der sich Phasen mit Hustenanfällen mit symptomfreien Intervallen abwechseln, wird mit Arsenum jodatum D30 (dreimal wöchentlich zehn Globuli oder Tropfen für bis zu sieben Tage) behandelt. Seine Bestandteile Arsen und Jod sind sehr tief greifende Mittel in der Homöopathie, regen die Heilung der Schleimhäute und den Sekretfluss an. Die Pferde sind kurzatmig, husten heiser mit großen Mengen von gelblich-grünem Auswurf und haben geschwollene Lymphknoten. Sie verlangen auffällig nach frischer Luft und neigen durch die anstrengenden Hustenanfälle zum Gewichtsverlust, stumpfem Fell und nachts zum Schwitzen.

Modalitäten für Arsenum jodatum:
Verschlimmerung: in der Nacht, bei Kälte, bei Bewegung
Besserung: in Ruhe, bei Wärme

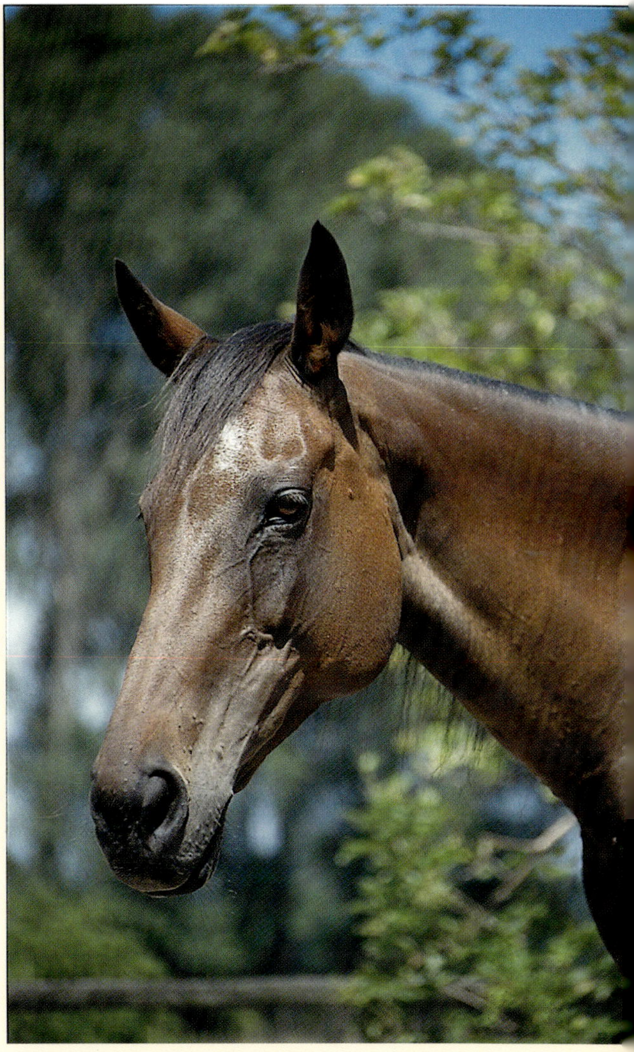

Gerade ältere Pferde haben empfindliche Atemwege und brauchen viel Frischluft. Foto: Schmelzer

Als weiteres wichtiges Mittel für die Behandlung einer chronischen Bronchitis mit Kehlkopfentzündung und möglicherweise Luftröhrenentzündung ist Rumex crispus D6 (einmal täglich 15 Globuli oder Tropfen über sieben Tage) zu nennen. Die Pferde leiden unter einem trockenen und krampfartigen Reizhusten, atmen in tiefen Zügen und mit hörbaren Atemgeräuschen. Häufig stellen sich Hustenanfälle nach dem Fressen und nach geringer körperlicher Anstrengung, wie zum Beispiel nach dem Wälzen, ein.

Modalitäten für Rumex crispis:
Verschlimmerung: nachts, beim Fressen, bei Bewegung, Kälte
Besserung: bei Wärme, im eingedeckten Zustand, in Ruhe

Dämpfigkeit

Die Dämpfigkeit (in der Fachsprache: chronisch-obstruktive Atemwegserkrankung, Abkürzung COPD) ist eine unheilbare Schädigung des Bronchialsystems. Dennoch lohnt es sich, mit homöopathischen Mitteln diese Krankheit zu lindern, sodass das Pferd eingeschränkt nutzbar ist und möglichst viel Lebensqualität erhalten bleibt.

Bei asthmaähnlichen Hustenanfällen mit Atemnot wird Grindelia robusta D30 (einmal täglich über drei bis vier Tage, danach zwei- bis dreimal wöchentlich je zehn Globuli oder Tropfen über einen Zeitraum von etwas zwei bis drei Wochen) gegeben. Aufgrund der starken Erweiterung der Lunge atmen betroffene Pferde angestrengt mit pfeifenden Geräuschen und unter sichtbarer Einbeziehung der Bauchmuskulatur, sodass die typische „Dampfrinne" entsteht. Die Nüstern sind stark geweitet, krampfartige Hustenanfälle stellen sich nur selten nach kurzer, heftiger Anstrengung ein, die dann sehr erschöpfen. Die Pferde legen sich nur ungern hin und sitzen nach dem Wälzen häufig einige Zeit im „Hundesitz". Gemächlicher Auslauf an der frischen Luft sowie staubfreies Futter sind hier ein absolutes Muss.

Modalitäten für Grindelia robusta:
Verschlimmerung: körperliche Anstrengung, im Liegen, bei Nässe
Besserung: in Ruhe, bei gleichmäßigen Temperaturen, am Tage

Eine weitere homöopathische Arznei beim Endstadium der Dämpfigkeit ist Tartarus stibiatus D12 (dreimal täglich zehn Globuli oder Tropfen für etwa zehn Tage). Die Pferde zeigen wenig Husten und haben weit gestellte und stark gerötete Nüstern. Die stoßweise Atmung ist deutlich zu hören. Die Tiere wirken müde und körperlich sehr schwach. Kommt es doch einmal zu einem Hustenanfall, beginnen sie sofort zu schwitzen. Da die körperliche Schwäche zu einem Zusammenbruch führen kann, sollten betroffene Pferde möglichst ständig unter Beobachtung stehen.

Modalitäten für Tartarus stibiatus:
Verschlimmerung: bei Wärme, bei Anstrengung, frühmorgens
Besserung: an der frischen Luft, bei Kälte

Als wichtiges Mittel ist schließlich Kalium jodatum C30 (zweimal täglich zehn Globuli oder Tropfen über bis zu sieben Tage) zu nennen. Durch den Anteil an Jod ist dieses Mittel sehr wirksam für die Ausheilung von Bronchien und zur Anregung des Sekretflusses. Der Husten ist eher trocken und rau, die gelblich und zäh erscheinenden Sekrete entleeren sich aus den Nüstern und der Maulhöhle. Das Lungenvolumen ist vergrößert und die Atmung durch starkes Pfeifen hörbar.

Modalitäten für Kalium jodatum:
Verschlimmerung: bei Wetterwechsel, in Ruhe, bei Wärme
Besserung: an der frischen Luft, bei leichter, kontinuierlicher Bewegung, bei Kälte

Ein dämpfiges Pferd braucht unbedigt rund um die Uhr Frischluft. Foto: Schmelzer

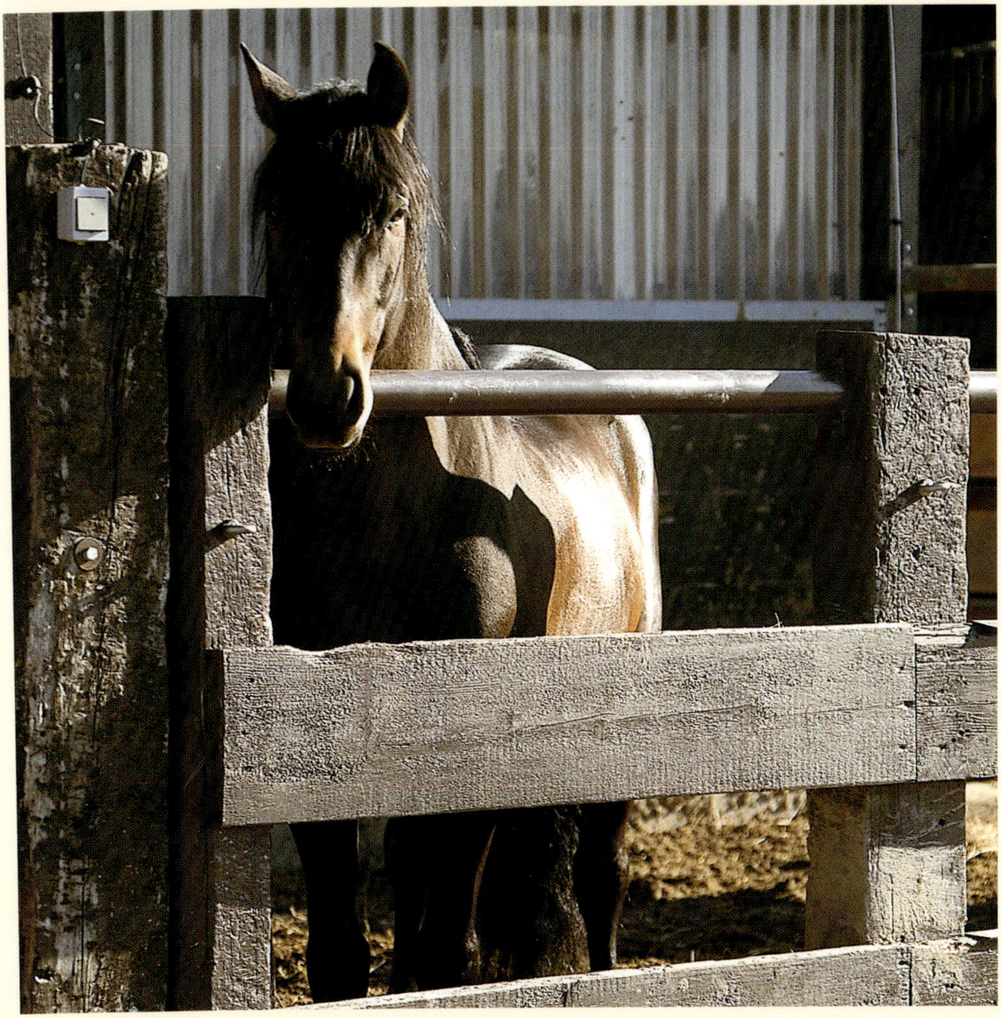

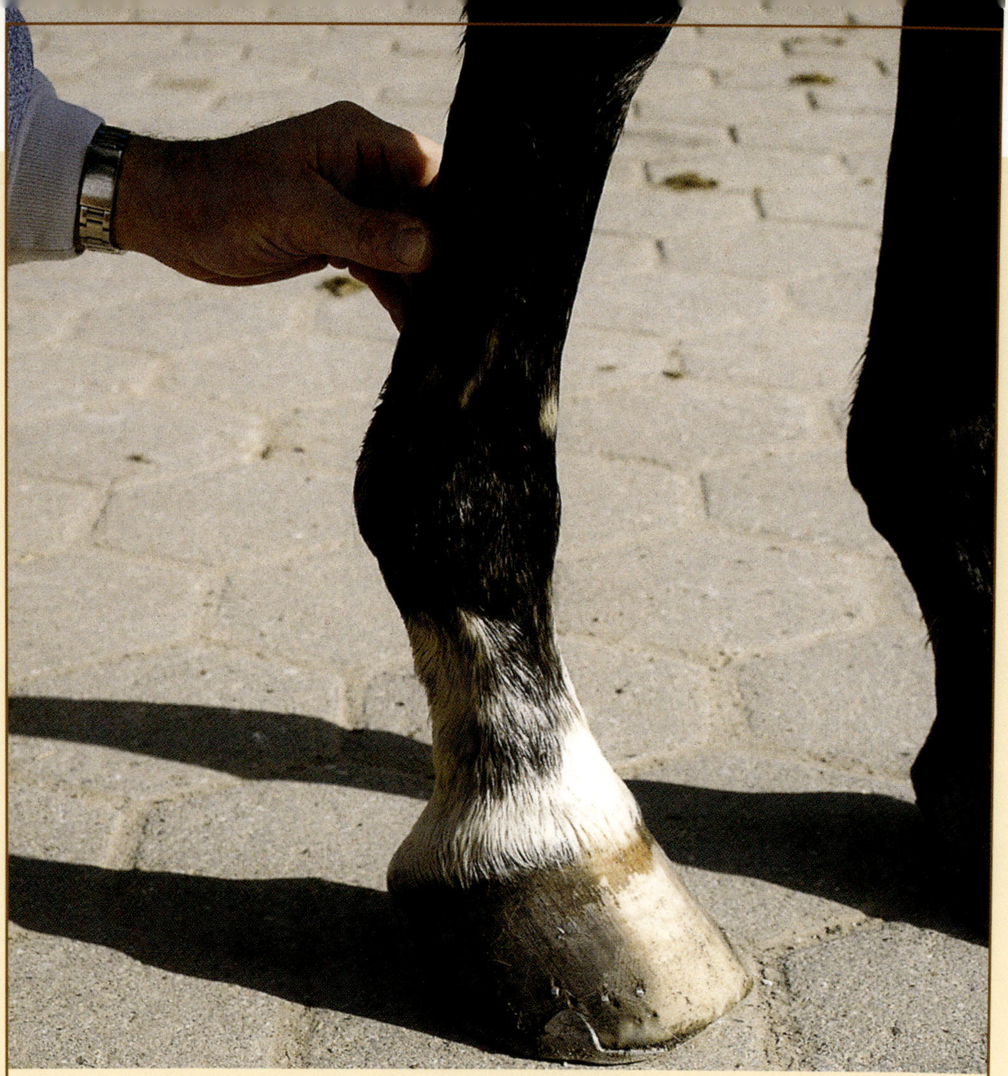

Das genaue Abtasten des betroffenen Beines liefert viele Informationen, die zur Auswahl eines homöopathischen Mittels wichtig sind. Foto: Dr. Jahn

Homöopathische Behandlung von Erkrankungen des Bewegungsapparates

Erkrankungen des Bewegungsapparates gehören beim Pferd zu den besonders gefürchteten und leider auch sehr häufigen gesundheitlichen Problemen. Sie zeigen sich immer in einer durch den Schmerz bedingten, mehr oder weniger ausgeprägten Störung des Bewegungsablaufs, sind sehr ernst zu nehmen und zunächst durch den Tierarzt abzuklären.

So vielfältig wie die Lahmheitsformen sind auch ihre Ursachen. Diesen gilt es im Vorfeld einer homöopathischen Behandlung oder Begleitbehandlung zur Schulmedizin sehr genau auf den Grund zu gehen, um eine möglichst klare Diagnose zu erhalten. In Frage kommen zum Beispiel Verletzungen von Bändern, Sehnen, Muskeln und Knochen oder degenerative Veränderungen wie die Arthrose.

Ein lahmes Pferd ist für den Reiter oder Fahrer nutzlos. Die gewissenhafte Vorbeugung von Erkrankungen des Bewegungsapparates durch eine dem Lauftier Pferd angepasste Haltungsform, eine gründliche Aufwärmphase und ein dem körperlichen Zustand des Pferdes angepasstes Training sollte deshalb absolut selbstverständlich sein.

Fragen zur Symptombestimmung bei Lahmheiten:

Wie stark ist die augenscheinliche Schmerzempfindung?
Sehr hoch oder eher niedrig?
Seit wann lahmt das Pferd?
Seit einigen Stunden oder Tagen, seit Wochen oder noch länger?

- Wie hat die Lahmheit begonnen?
Plötzlich oder schleichend?
- Ist die Ursache bekannt?
Ist das Pferd ausgerutscht, hat es sich vertreten?
Wurde das Pferd überlastet?
Ist das Pferd von einem Artgenossen getreten worden oder hat es sich selbst verletzt?
- Wie reagiert das Pferd auf Berührungen der betroffenen Gliedmaße?
Ruhig oder mit Abwehrreaktionen?
Duldet es warme oder kalte Umschläge?
- Geht die Lahmheit mit einer Schwellung einher?
Wenn ja: Ist diese weich oder hart? Warm oder kühl?
- Wann zeigt sich die Lahmheit verstärkt?
Zu Beginn der Bewegung oder erst während oder nach Belastung?
- In welcher Gangart ist die Lahmheit am deutlichsten zu erkennen?
Schritt, Trab oder Galopp?
- Belastet oder schont das Pferd die betroffene Gliedmaße im Stehen?
- Legt sich das Pferd hin?
Wenn ja: auf die erkrankte oder auf die gesunde Seite?
- Ist eine Veränderung bei bestimmter Witterung erkennbar?
Besserung oder Verschlechterung bei warmem, trockenem Wetter oder bei nasskaltem Wetter?
- Wie ist das allgemeine Verhalten des Pferdes?
Eher ruhig oder eher nervös?

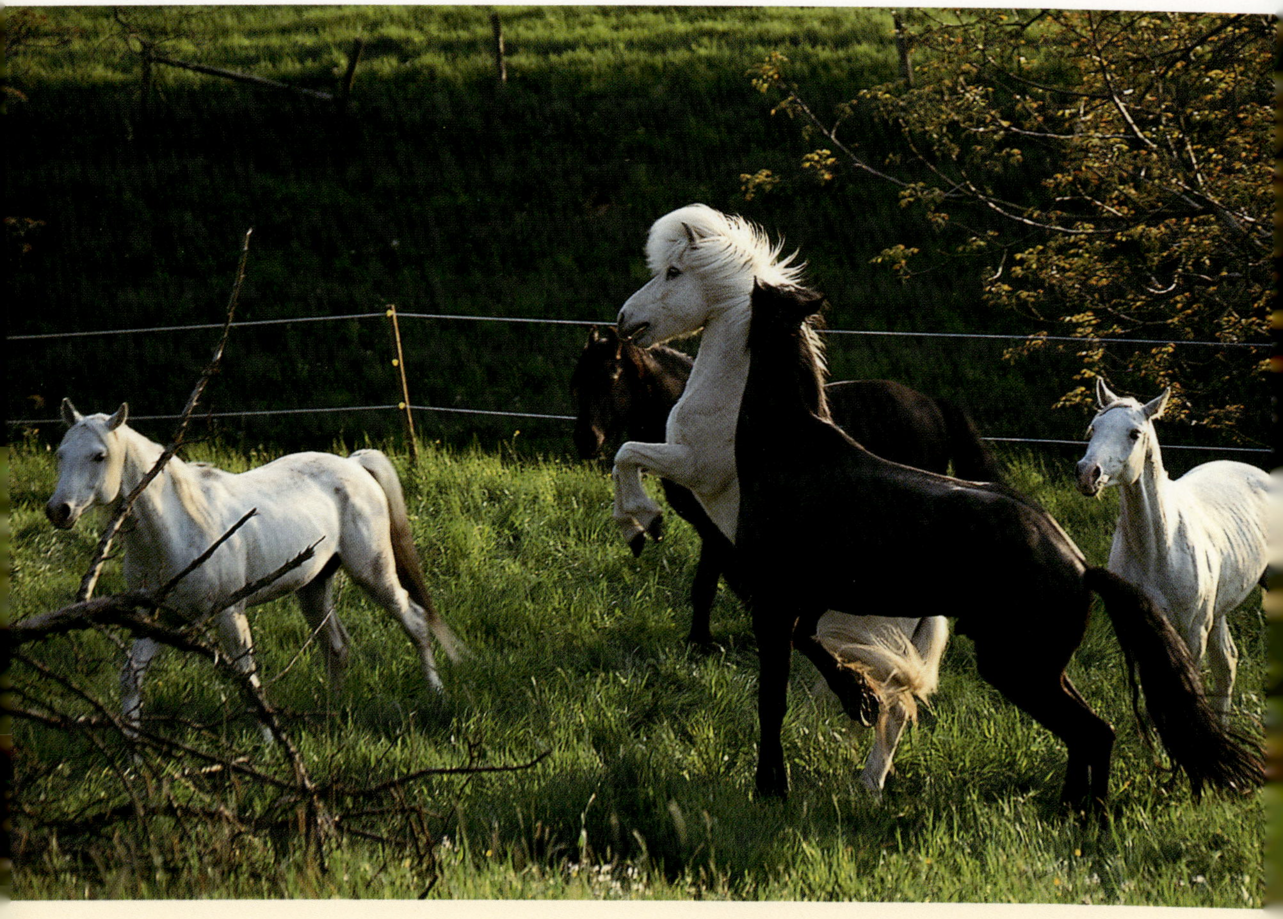

Zu einer Sehnenzerrung kann es schon durch einen unglücklichen Galoppsprung auf der Koppel oder eine falsche Landung nach dem Sprung kommen. Foto: Schmelzer

Zerrungen von Sehnen und Bändern

Trotz aller Vorsicht kommt es leider häufig vor, dass sich ein Pferd beim Training oder beim Herumtoben auf der Koppel vertritt und dabei Sehnen oder Bänder überdehnt. Zerrungen sind meist sehr schmerzhaft und machen sich durch eine deutliche Lahmheit bemerkbar. Das Pferd sollte möglichst sofort ruhig gestellt und das betroffene Bein vorsichtig gekühlt werden.

Hierzu eignen sich fertige Kühlpads (Achtung: Nicht direkt aus dem Gefrierfach anwenden, da es zu Erfrierungen der Haut kommen kann) oder ein Kühlgel, das vorsichtig aufgetragen wird, da der verletzte Bereich stark berührungsempfindlich ist. Es eignet sich jedoch auch ein einfacher Waschlappen, der in kaltes Wasser getaucht wird.

Als erstes homöopathisches Mittel wird auch bei Störungen des Bewegungsapparates auf Arnica montana C30 (ein- bis zweimal täglich zehn Globuli oder Tropfen über maximal drei Tage) als absolute Verletzungsarznei zurückgegriffen. Ein sehr auffälliges Symptom hierfür ist die starke Schmerzhaftigkeit und Schwellung der betroffenen Körperpartie. Das Pferd lässt sich nur widerwillig berühren, zeigt eine ausgesprochen starke Lahmheit, es steht auf drei Beinen und belastet das betroffene Bein nur im Notfall.

Das zweite, sehr wichtige homöopathische Mittel bei Verstauchungen, Verrenkungen oder Zerrungen mit einem heißen, geschwollenen Gelenk ist Bryonia dioica C30 (einmal täglich zehn Globuli oder Tropfen für bis zu fünf Tage). Die Pferde lassen sich nur ungern untersuchen und wollen in Ruhe gelassen werden. Beim Abtasten ist Vorsicht geboten, denn durch den starken Schmerz neigen die Pferde zum Beißen oder Schlagen. Die Pferde scheinen wütend über ihre Verletzung und stampfen mit dem jeweiligen Bein hart auf den Boden auf, um es im nächsten Moment extrem zu entlasten. Jede Bewegung verschlimmert die Schmerzen und wird daher vermieden.

Leichter Druck auf die Verletzung zum Beispiel durch einen Verband lindert die Schmerzen und wird vom Pferd gerne angenommen. Auch kalte Wasseranwendungen sind angenehm. Auffällig ist, dass sich das Pferd auf das betroffene Gelenk legt.

Modalitäten für Bryonia dioica:
Verschlimmerung: bei Wärme (Wetter, warmer Stall), Bewegung, Berührung
Besserung: durch Kälte (Umschläge, Wetter), absolute Ruhe, leichten Druck oder Liegen auf der erkrankten Gliedmaße

Rhus toxicodendron D12 ist eine weitere Arznei, die bei Erkrankungen des Bewegungsapparates immer wieder genannt wird. Sie ist bei allen Überanstrengungen von Muskeln und Sehnen, Verstauchungen oder Verrenkungen angezeigt, bei denen sich die anfangs hochgradige Lahmheit mit der Bewegung bessert; die Pferde laufen sich ein. Die Pferde verhalten sich ruhig und kooperativ, einige zeigen einen verstärkten Bewegungsdrang aufgrund der damit verbundenen Besserung der Beschwerden. Auffällig kann ein starker Durst der Tiere sein. Außerdem besteht eine Neigung zu nässenden Hautekzemen oder Pusteln an Hals und Mähne sowie in den Fesselbeugen.

Rhus toxicodendron ist sowohl für akute als auch für chronische Erkrankungen zu verwenden. Im akuten Fall – häufig bei überlasteten, untrainierten Pferden – gibt man Rhus toxicodendron D12 (zweimal täglich zehn Globuli oder Tropfen über sieben bis zehn Tage). Zu Stärkung schwacher Bänder und Sehnen wird Rhus toxicodendron D30 (zwei- bis dreimal wöchentlich zehn Globuli oder Tropfen über einen Zeitraum von drei bis vier Wochen) empfohlen.

Modalitäten für Rhus toxicodendron:
Verschlimmerung: bei Nässe und Kälte, in Ruhe und zu Beginn der Bewegung
Besserung: bei Wärme und Trockenheit, bei andauernder Bewegung, durch wärmende Verbände

Auch Silicea D12 (zwei- bis dreimal wöchentlich zehn Globuli oder Tropfen über zwei bis vier Wochen) hilft dabei, Bänder und Sehnen zu stärken. Silicea kann für kurze Zeit mit Rhus toxicodendron kombiniert werden.

Modalitäten für Silicea:
Verschlimmerung: bei Kälte,
auch durch kalte Umschläge, bei nasskaltem Wetter und in Ruhe
Besserung: bei leichter Bewegung, warmer und trockener Witterung, durch wärmende Verbände

Innerhalb des komplexen Bewegungssystems des Pferdes nehmen die Bänder und Sehnen eine besonders wichtige Stellung ein, sind aber leider auch besonders anfällig für Verletzungen. Aufgrund der Gefahr von irreparablen Schäden ist unverzüglich der Tierarzt hinzuzuziehen, bei Sehnenabrissen ist ein chirurgischer Eingriff die einzige Therapieform. Kommt es im Zuge einer Sehnenverletzung zu einer Infektion, entsteht eine so genannte Sehnenscheidenentzündung, die nicht selten auch chronisch werden kann.

Sehnenentzündung und Sehnenscheidenentzündung

Entzündungen von Sehnen oder Sehnenscheiden sind ernste Erkrankungen, die in der Therapie viel Geduld erfordern. Das Pferd muss während der Ausheilphase über Wochen oder sogar Monaten unbedingt geschont werden. Bei zu frühzeitiger Belastung ist die Gefahr groß, dass der Sehnenschaden chronisch und damit irreparabel wird. Auch nach der Ausheilung muss das Pferd behutsam und vorsichtig wieder antrainiert werden.

Fragen zur Symptombestimmung bei Sehnentzündung:
• Ist der betroffene Bereich geschwollen?
Wenn ja: Ist die Schwellung warm?
• Zeigt das Pferd Abwehrreaktionen bei Berührung?
• Wie stark ist die Lahmheit?
Sehr stark oder eher mäßig?
• Verschlimmert sich die Lahmheit bei Bewegung?
Wenn ja: Zu Beginn, während oder nach der Bewegung?

Einen großen Wert für die Unterstützung der Ausheilung von Verletzungen aller Art, speziell aber bei Zerrungen, Verstauchungen und Knochenbrüchen, hat Symphytum officinale. Bei unspezifischen Erkrankungen des Bewegungsapparates mit nicht eindeutiger Diagnose kann

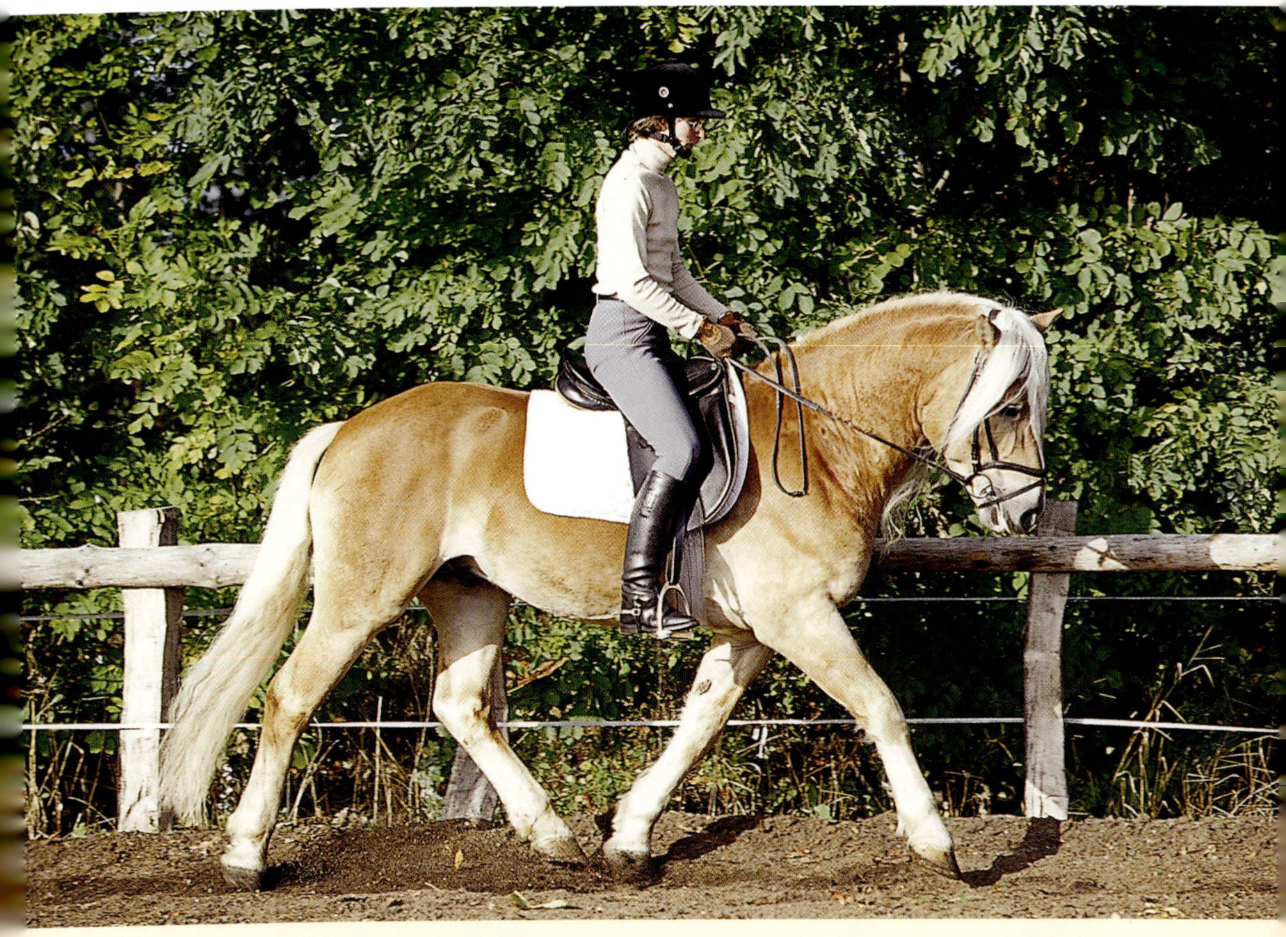

Jeder Trainingseinheit muss eine intensive Lösungsarbeit vorangehen, um Schäden am Bewegungsapparat zu verhindern. Foto: Prohn

Symphytum officinale als Universalmittel sehr hilfreich sein. Unerlässlich ist es bei operativen Eingriffen rund um Knochen und Sehnen wie zum Beispiel bei einer Griffelbeinfraktur. Symphytum officinale C30 (zweimal täglich 15 Globuli oder Tropfen über zwei bis drei Wochen) bietet eine effektive Kur für verletzte Knochen.

Zeigt sich die Entzündung der Sehnen sehr heftig, ist das Pferd sehr berührungsempfindlich und der Bereich über der Sehne heiß und stark geschwollen, wird als erstes homöopathisches Mittel Apis mellifica D6 (zwei- bis dreimal täglich 15 Globuli oder Tropfen über wenige Tage) gegeben. Auffällig für Apis mellifica ist das unruhige, ängstliche bis beinahe panische Allgemeinverhalten des Pferdes. Auch ein Fieberanfall ist nicht ausgeschlossen. Apis mellifica ist hier ein Anfangsmittel und wird nur einige Tage lang gegeben. Erste Anzeichen der Besserung sollten innerhalb von zwölf bis 24 Stunden eintreten.

Modalitäten für Apis mellifica:
Verschlimmerung: bei leichter Berührung mit Druck, in Ruhe, durch feuchte Wärme, warme Umschläge oder Wärmesalben
Besserung: kalte Luft, kühlende Umschläge oder Verbände

Nach der Gabe von Apis mellifica werden sich die Symptome verändern und ein neues passendes Homöopathikum muss ermittelt werden. Auch bei Sehnenscheidenentzündungen können entsprechend der Symptome die bei den Zerrungen von Sehnen und Bändern beschriebenen Mittel Bryonia dioica C30 oder Rhus toxicodendron D12 angezeigt sein.

Zur Nachbehandlung von Lahmheiten und Verletzungen des Bewegungsapparates aller Art wird als wichtigstes Homöopathikum Silicea D12 (ein- bis zweimal täglich 15 Globuli oder Tropfen über ein bis zwei Wochen) gegeben. Silicea verleiht den Bändern und Sehnen Spannkraft und Elastizität und schützt so vor erneuten Verletzungen. Dies entbindet den Reiter natürlich nicht von der entsprechenden Vorsicht bei der Wiederaufnahme des Trainings.

Einige Pferde neigen zu chronischen oder immer wiederkehrenden Sehnenerkrankungen oder aber an einer angeborenen Schwäche des Bindegewebes und der Bänder. Hier wurden gute Erfolge mit Calcium fluoratum D12 (ein- bis zweimal täglich zehn Globuli oder Tropfen über zehn Tage) erzielt. Das Mittel wirkt regulierend auf den gesamten Kalziumstoffwechsel ein und unterstützt damit Knochen, Bänder, Sehnen und Bindegewebe.

Hufrollenentzündung

Die Hufrolle des Pferdes ist die funktionelle Einheit aus Hufgelenk, Strahlbein und der tiefen Beugesehne, wobei das Strahlbein als Umlenkrolle für die Sehne dient und deshalb einer großen Belastung ausgesetzt ist. Die bei Warmblutpferden im Spring- und Dressursport häufige und von den Besitzern sehr gefürchtete Hufrollenentzündung wird vermutlich durch Erschütterung und Überbelastung verursacht.

Anfangs kommt es zu häufigem Stolpern und einem klammen Gang. Die Lahmheit bessert sich in Ruhe und zeigt sich verstärkt bei Belastung. Häufig sind beide Vorderbeine betroffen, wobei sich die Lahmheit auf einer Seite deutlicher zeigt. Das Pferd stellt das schmerzende Bein oder wechselseitig jeweils ein Bein nach vorn auf die Zehe, um die Hufrolle zu entlasten. Drehbewegungen verstärken die Schmerzen – deshalb sollte das betroffene Pferd nicht auf einem engen Kreis gedreht werden. Charakteristisch für Hufrollenentzündung ist auch die Empfindlichkeit beim Laufen auf hartem Boden und eine Besserung bei leichter Bewegung. Für die eindeutige Diagnose ist ein Röntgenbild unerlässlich.

Die schulmedizinische Therapie dieser chronischen, nicht heilbaren Erkrankung beschränkt sich meist auf eine gegebenenfalls notwendige Korrektur der Hufstellung und auf Injektionen direkt in den betroffenen Bereich, die die Entzündung hemmen und den Schmerz lindern sollen. Viele Tierärzte raten noch immer zu einer operativen Durchtrennung der zugehörigen Nerven.

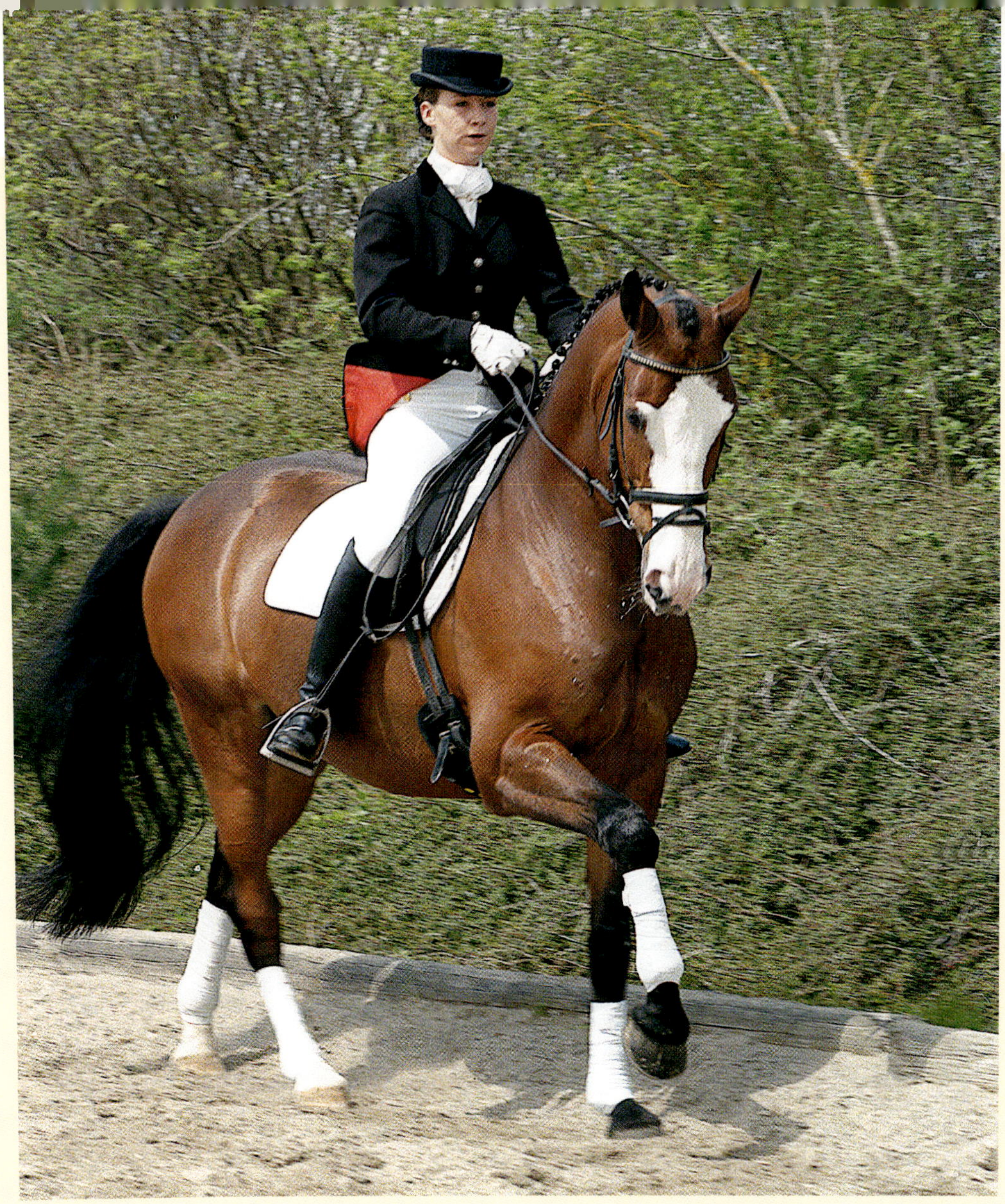

Sportpferde, die ohne genügendes Training zu stark gefordert oder auf ungeeignetem Boden gearbeitet werden, neigen zur Hufrollenentzündung. Foto: Busch

Dieser Schritt sollte gut überlegt sein, denn das Pferd wird dann zwar keine Schmerzen mehr verspüren, aber auch unsicherer im Gang sein.

Neben den schulmedizinischen Maßnahmen und einer entsprechenden Schonung des erkrankten Pferdes helfen homöopathische Mittel, den Krankheitsverlauf zu verlangsamen und Beschwerden zu lindern. Schon bei dem Verdacht auf eine Hufrollenentzündung kann sofort das Komplexmittel Traumeel® eingesetzt werden. Das Pferd erhält einmal täglich zehn Tabletten als Einzeltherapie über etwa zwei Wochen.

Als homöopathisches Einzelmittel bietet sich im akuten und frühen Stadium Bryonia dioica C30 (zwei- bis dreimal täglich zehn Globuli oder Tabletten für sieben bis zehn Tage) an. Bei gleichzeitiger Schwäche der betroffenen Bänder und des Bindegewebes wird man mit Calcium fluoratum D6 (ein- bis zweimal täglich 15 Globuli oder Tropfen über etwa zehn Tage) gut beraten sein. Angezeigt ist es auch bei bereits bestehenden Knochenveränderungen, die im Röntgenbild sichtbar sind, und bei Fehlstellung der Gliedmaßen. Dieses Mittel muss kurmäßig über einen längeren Zeitraum gegeben werden. Häufige Begleitsymptome sind Zahnprobleme, leichtes Schwitzen und leichte Ermüdung.

Modalitäten für Calcium fluoratum:
Verschlimmerung: Wärme, Hitze im Sommer, Berührung und Druck
Besserung: Kühlen mit Wasser, kühles Wetter

Liegt die mögliche Ursache in einer Überbelastung oder, zum Beispiel bei Kutschpferden, in zu viel Bewegung auf hartem Boden, hat sich Ruta graveolens D6 (zweimal täglich 15 Globuli oder Tropfen für sieben bis zehn Tage) bewährt.

Modalitäten für Ruta graveolens:
Verschlimmerung: bei Kälte und Nässe
Besserung: bei mäßiger, gleichmäßiger Bewegung

Im Arzneimittelbild sehr ähnlich zu Ruta graveolens ist Rhus toxicodendron D12 (zweimal täglich 15 Globuli oder Tropfen über maximal zehn Tage). Auch hier treten die Beschwerden durch Überanstrengung nach plötzlichen oder extremen Belastungen, wie zum Beispiel Geländeritte oder Sprünge, auf. Die Beine erscheinen auffällig steif, das Pferd läuft sich aber nach einigen Schritten ein und zeigt oft einen gesteigerten Bewegungsdrang. Beim Beugen der Beine lässt sich oft ein Knacken oder Krachen vernehmen. Auffällige Begleiterscheinungen können nässende Ekzeme an Mähne, Hals und Fesselbeuge sein. Ruta graveolens und Rhus toxicodendron können sehr gut aufeinander folgend verabreicht werden.

Modalitäten für Rhus toxicodendron:
Verschlimmerung: bei nasskaltem Wetter, in Ruhe, bei beginnender Bewegung
Besserung: bei Wärme, bei gleichmäßiger, fortlaufender Bewegung

Im Anschluss an eine Behandlung mit einem spezifischen Homöopathikum sollte eine Kur mit Silicea D12 (zweimal täglich zehn Globuli oder Tropfen) folgen. Dieses Mittel stabilisiert das gesamte Gefüge des Hufrollengelenkes.

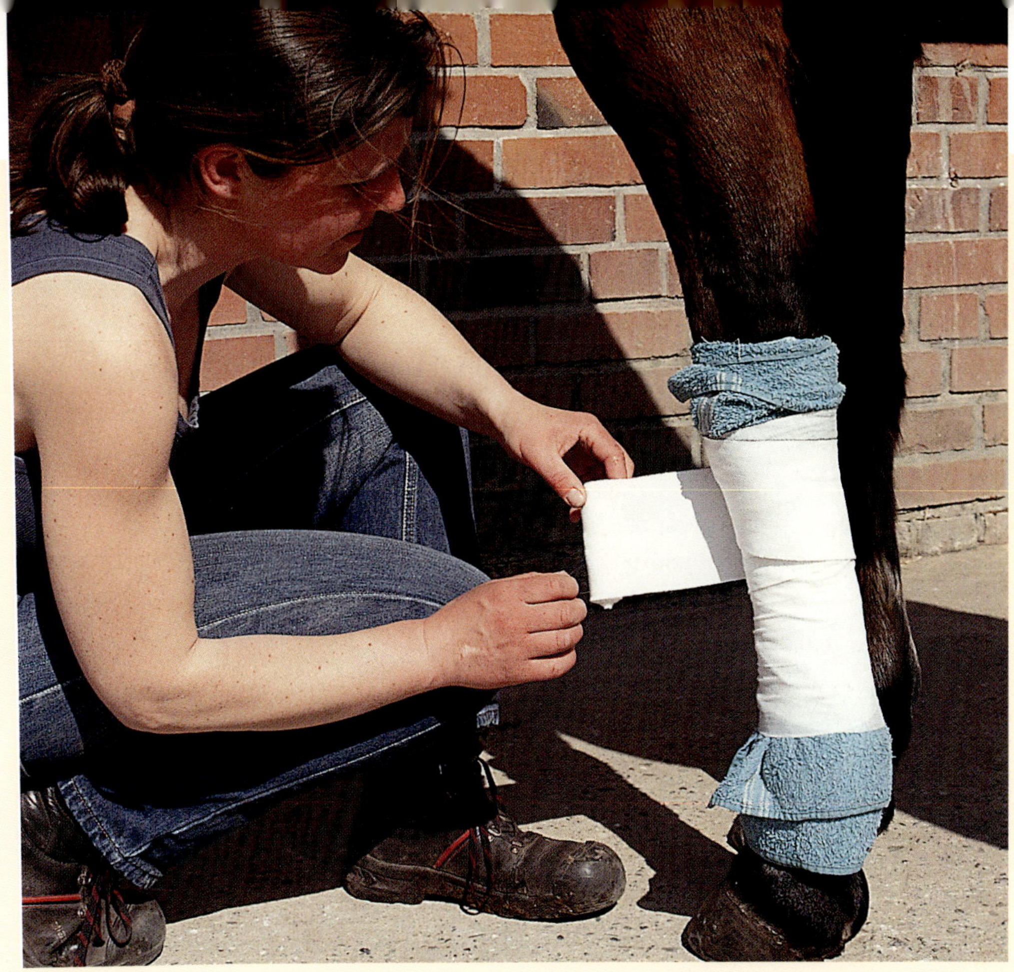

Kalte Umschläge – zum Beispiel mit einem in Wasser getauchten Handtuch – lindern die Beschwerden bei einer akuten Gelenkentzündung. Foto: Bolze

Arthritis

Die Gelenke unserer Pferde sind enormen Belastungen ausgesetzt. Sie müssen Stoß, Druck, Gewicht, Drehungen und Beugungen abfedern. Ein Gelenk, das anatomisch vereinfacht aus Gelenkkapsel, Bändern, Knorpel und den Gelenkhöhlen mit der Gelenkflüssigkeit besteht, wird nicht direkt durchblutet, sondern über die Gelenkflüssigkeit mit den notwendigen Nährstoffen versorgt. Da die Gelenkflüssigkeit einem ständigen Auf- und Abbauprozess unterliegt, der durch Bewegungen der Gelenke angeregt wird, ist eine kontinuierliche Bewegungsmöglichkeit für das Pferd von großer Bedeutung.

Durch Überlastung oder durch altersbedingte Degeneration kommt es häufig zur Ablösung feinster Partikel im Gelenkbereich, die eine störungsfreie Beweglichkeit behindern und zu einer akuten Entzündung, der Arthritis, führen können. Das betroffene Gelenk wird heiß und schwillt an, das Pferd reagiert aufgrund extremer Schmerzen mit heftiger Lahmheit. Bei starker Entzündung kommt es nicht selten zu Fieber und das Allgemeinbefinden ist erheblich beeinträchtigt. Das Pferd belastet zwar das betroffene Bein, ist jedoch an dem entzündeten Gelenk sehr berührungsempfindlich und erscheint insgesamt nervös und unruhig oder sogar wütend. Entsprechend vorsichtig muss der Umgang mit einem solchen Pferd sein, das sich unter Umständen durch Beißen oder Schlagen wehren wird.

Die heiße Schwellung des Gelenks erinnert an einen Insektenstich, sodass als erstes Mittel Apis mellifica D6 (zwei- bis viermal täglich 15 Globuli oder Tropfen für bis zu vier Tage) gewählt wird.

Modalitäten für Apis mellifica:
Verschlimmerung: bei Wärme, bei Berührung, im Stall, durch Umschläge oder Verbände
Besserung: im Freien bei freier Bewegung, Kühle, leichter Druck

Eine Arthritis, die ohne nennenswerte Schwellung, aber mit deutlicher Lahmheit einhergeht, wird mit Ledum palustre C30 (einmal täglich zehn Globuli oder Tropfen über zehn Tage) behandelt. Typisch für dieses Mittel ist die deutliche Besserung der Symptome bei kalten Umschlägen oder Abspritzen mit kaltem Wasser. Außerdem hilft es dem Pferd, wenn es selbst wählen kann, wie es sich bewegen möchte. Optimal ist die Offenstallhaltung oder eine Box mit frei zugänglichem Paddock.

Einige Pferde leiden unter einer ständig wiederkehrenden akuten Arthritis an den unterschiedlichsten Gelenken. Die Gelenke schwellen nur leicht an, manchmal knacken sie zu Beginn der Bewegung. Bei kontinuierlicher, leichter Bewegung und Wärme verringern sich die Beschwerden. Für diese Symptome hat sich Thuja occidentalis C30 (einmal täglich zehn Globuli oder Tropfen als Kur über zwei Wochen) als sehr wirksam erwiesen.

Modalitäten für Thuja occidentalis:
Verschlimmerung: bei nasskaltem Wetter, passiver Bewegung der Gelenke wie beim Anheben der Hufe
Besserung: bei kontinuierlicher, leichter Bewegung, Wärme aller Art

Arthrose

Länger bestehende Störungen im Gelenkbereich und ein Mangel an Gelenkflüssigkeit können zur chronischen Form der Gelenkentzündung, der Arthrose, führen. Im Bereich der Gelenkknorpel wird Knochensubstanz neu hinzugebildet, die die Beweglichkeit und Belastbarkeit des Gelenks zunehmend einschränken. Die Arthrose tritt bei Sport- und Freizeitpferden häufig auf – am Sprunggelenk zeigt sie sich als Spat, bei Knochenzubildungen im Bereich von Hufbein, Kronbein oder Fesselbein spricht man von Schale.

Da im chronischen Zustand keine Entzündung besteht, zeigt sich die Krankheit weniger schmerzhaft als die akute Arthritis. Eine Arthrose kann durch die Homöopathie nicht geheilt, aber unter-

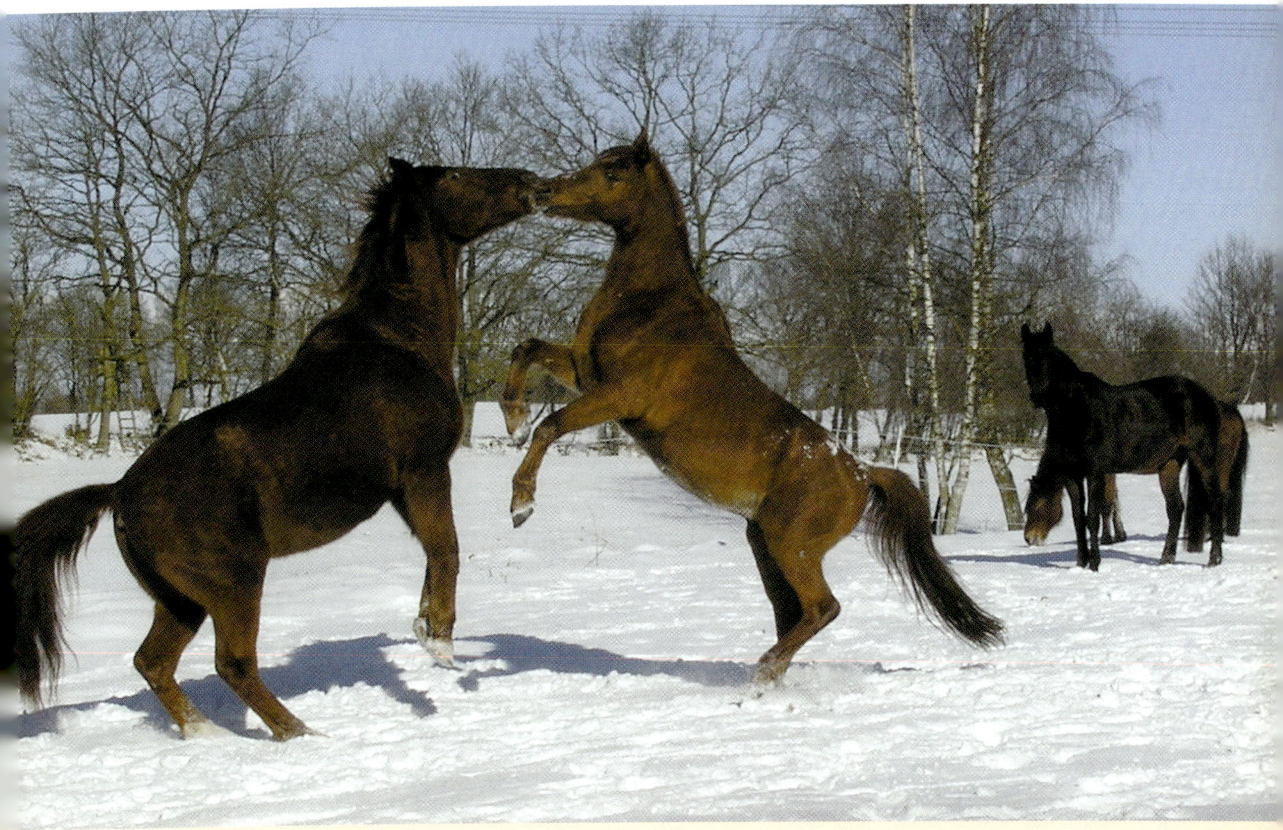

Eine artgerechte Haltung – auch im Winter – ist die beste Vorbeugung vor Erkrankungen des Bewegungsapparates wie der Arthrose. Foto: Bosse

stützend und lindernd behandelt werden. Ziel ist es, den Verlauf der Erkrankung weitgehend zu stoppen sowie die Schmerzen zu lindern.

Spat

Als Spat wird eine Arthrose im Bereich des Sprunggelenks bezeichnet. Die Bildung zusätzlicher Knochensubstanz behindert die Funktion des Gelenks und führt zu Schmerzen. Meist tritt diese Erkrankung schleichend auf: Es besteht eine leichte Lahmheit, die zunächst wieder verschwindet, dann aber zurückkehrt. Typisch für eine Spaterkrankung sind die verkürzten Schritte des Pferdes und eine deutliche Lahmheit nach der Beugeprobe des Sprunggelenks. Häufig wird das betroffene Bein geschont.

Das Pferd zeigt trotz der Schmerzen ein gutes Allgemeinbefinden und zeigt einen Bewegungsdrang, da sich durch das Laufen die Beschwerden bessern. In den letzten Jahren hat sich für die homöopathische Behandlung besonders das Mittel Harpagophytum procumbens D4 (zwei- bis dreimal täglich 15 Globuli oder Tropfen über bis zu zwei Wochen) bewährt. Es wird auch bei Wirbelsäulenerkrankungen sehr erfolgreich eingesetzt.

Ein zweites wirksames Mittel bei Spat mit starker Zubildung von Knochen ist Hekla lava D4 (einmal täglich zehn Globuli oder Tropfen über zwei bis drei Wochen). Auffällig sind die Schmerzhaftigkeit des betroffenen Gelenks und die starke Lahmheit, die sich durch keine Umstände bessert. Das Gelenk ist extrem druckempfindlich.

Bei Unempfindlichkeit gegenüber Druck und einem akuten Trauma als Auslöser für die Lahmheit bringt dagegen Symphytum officinale C30 (zweimal täglich zehn Globuli oder Tropfen über zwei bis drei Wochen) Linderung.

Schale

Von einer Schale spricht man bei Knochenzubildungen im Rahmen einer Arthritis oder Arthrose an den Gelenken von Hufbein, Kronbein oder Fesselbein. Diese Knochenaufwürfe sind im fortgeschrittenen Stadium auch von außen zu ertasten. Es zeigt sich eine dauerhafte, leichte bis mittelschwere Lahmheit mit zunehmend steifem Gang. Mit Symphytum officinale C30 (zwei- bis dreimal täglich zehn Globuli oder Tropfen für etwa zehn Tage) kann hier geholfen werden.

Modalitäten für Symphytum officinale:
Verschlimmerung: bei Kälte, bei anstrengender Bewegung
Besserung: in Ruhe, bei Wärme, bei Weidegang

Häufig sind beide Vorderbeine betroffen, sodass das Pferd abwechselnd mal das eine, mal das andere Bein schont. Ist die Erkrankung derart manifestiert und zeigt sie sich mit vermehrter Lahmheit, ist Harpogophytum procumbens D4 (zwei- bis dreimal täglich zehn Globuli oder Tropfen über einen Zeitraum von bis zu zwei Wochen) angezeigt. Dieses Mittel hat als wiederholte Kur einen positiven Effekt auf alle chronischen Gelenkerkrankungen.

Gelenksgallen

Gelenksgallen zeigen sich als kleine geschwollene Bereiche in der Nähe einer Gelenkkapsel, einer Sehnenscheide oder eines Schleimbeutels. Die Schwellungen entstehen durch Flüssigkeitsansammlungen ungeklärter Ursache, die sich ertasten lassen. Sie führen nicht zur Lahmheit und sind deshalb im Allgemeinen unbedenklich. Um aber eine Zunahme der Flüssigkeitsansammlungen zu verhindern, kann die Gabe von Apis mellifica D6 (dreimal täglich zehn Globuli oder Tropfen über ein bis zwei Tage) helfen. Zusätzlich bieten sich äußerliche Anwendungen mit einer Arnica-Salbe an.

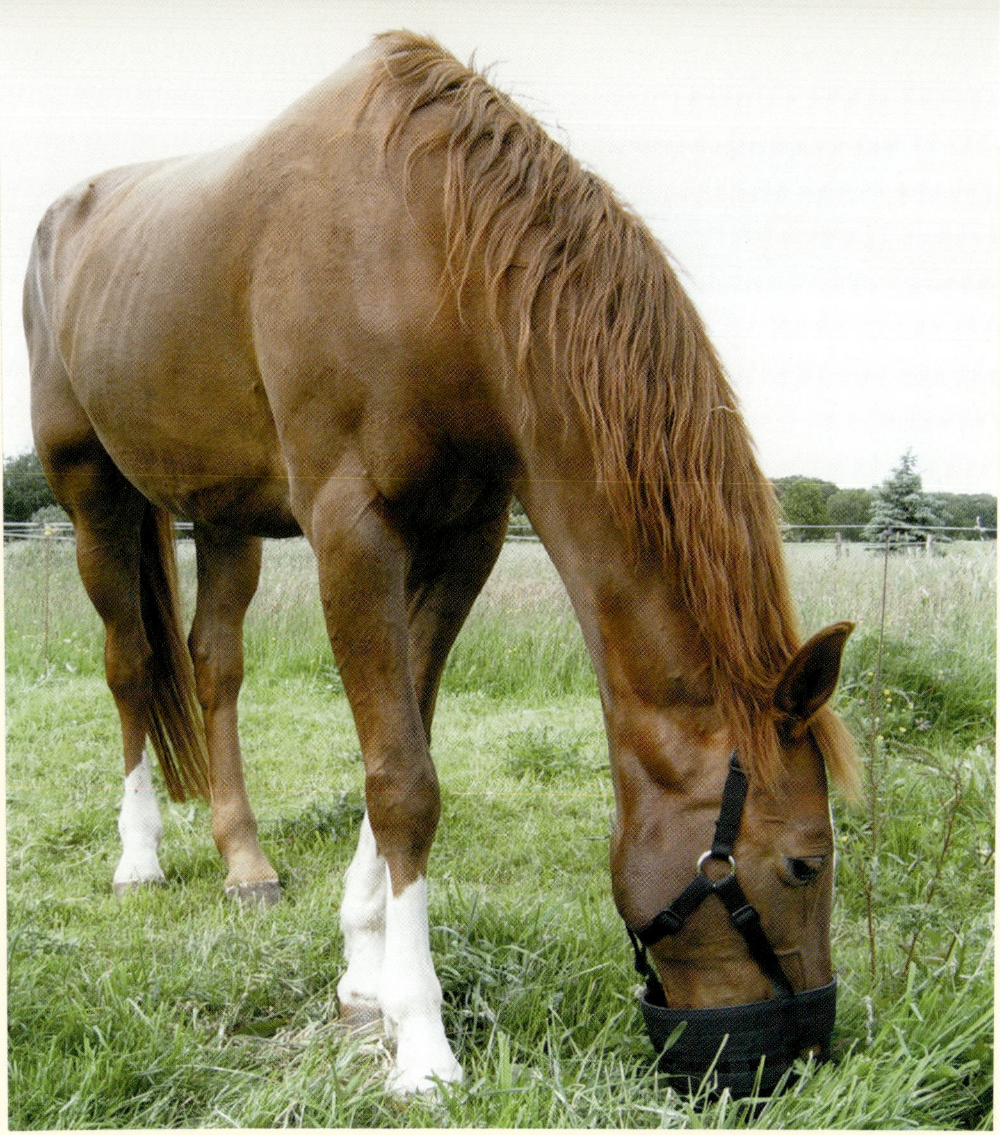

Ein spezieller Weidemaulkorb schränkt die Grasaufnahme stark ein und ermöglicht auch hufrehegefährdeten Pferden den Weidegang. Foto: Naujoks

Hufrehe

Die Hufrehe ist eine absolut gefürchtete und außerdem häufig auftretende Erkrankung, die in den meisten Fällen fütterungsbedingt ist. Die folgenschweren Störungen des Stoffwechsels entstehen durch zu viel Aufnahme von Eiweiß, das zum Beispiel im sprießenden Weidegras im Frühling, in Getreide und Silage reichlich enthalten ist. Auch der Fruktangehalt im Gras wird als Verursacher diskutiert, abschließende Ergebnisse stehen aber noch aus.

Pferde, die eine Hufrehe überstehen, dürfen auf gar keinen Fall auf üppige Weiden gestellt werden. Sie werden ihr restliches Leben im Stall oder auf Sandplätzen verbringen müssen oder bekommen einen Weidemaulkorb, der die Aufnahme von Gras erheblich einschränkt.

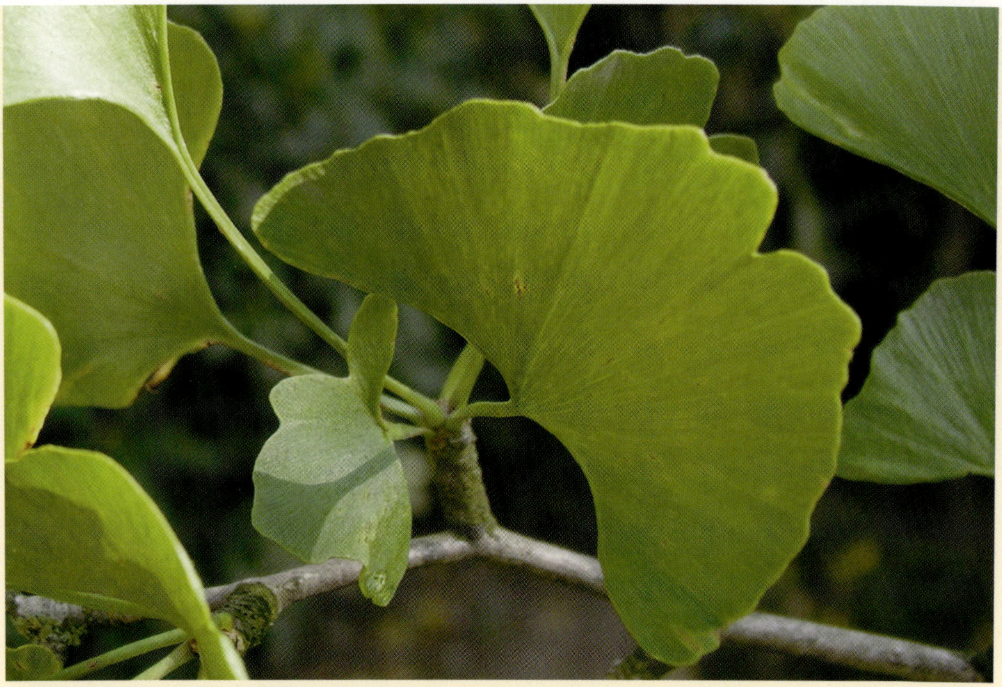

Ginkgo biloba, der Ginkgobaum, wirkt stark durchblutungsfördernd im Bereich der Hufe. Foto: Bosse

Bei der Hufrehe kommt es meist an den Vorderbeinen zu einer Entzündung der Huflederhaut, die sich langsam vom festen Horn ablöst. Im weiteren Verlauf besteht Lebensgefahr, da das Hufbein durch die Sohle durchbrechen und es im schlimmsten Fall zum so genannten Ausschuhen kommen kann: Die Hornkapsel löst sich dann vom Huf ab.

Ein von Hufrehe betroffenes Pferd entlastet in der typischen „Sägebockhaltung“ die Vorhand, indem es die Hinterbeine möglichst weit unter den Bauch nach vorne schiebt und die Vorderbeine weit nach vorne streckt. Häufig sucht es sich auch eine Stallwand, an die es sich anlehnt. Bei einem akuten Hufreheschub versuchen Pferde häufig sich hinzulegen, um eine Linderung der starken Schmerzen zu erfahren. Solche Pferde sollte man keinesfalls hochscheuchen, denn im Liegen wird auch der Zug der beteiligten Bänder und Sehnen auf das Hufbein verringert und seiner Absenkung dadurch vorgebeugt.

Beim ersten Verdacht auf Hufrehe darf das Pferd nichts mehr fressen; Weidepferde müssen in den Stall gebracht werden. Vor dem Eintreffen des sofort benachrichtigten Tierarztes ist es sinnvoll, die betroffenen Hufe des Pferdes mit Wasser zu kühlen.

Die Therapie muss je nach Einzelfall zusammen mit Tierarzt und Hufschmied besprochen werden. Homöopathische Mittel können sehr gut unterstützend eingesetzt werden und eignen sich bei chronischer Hufrehe auch zur Vorbeugung eines akuten Schubs. Das beste Erste-Hilfe-Mittel bei Hufrehe ist Nux vomica D6 (drei- bis fünfmal täglich zehn Globuli oder Tropfen über drei bis vier Tage). Im Anschluss kann mit ausleitenden

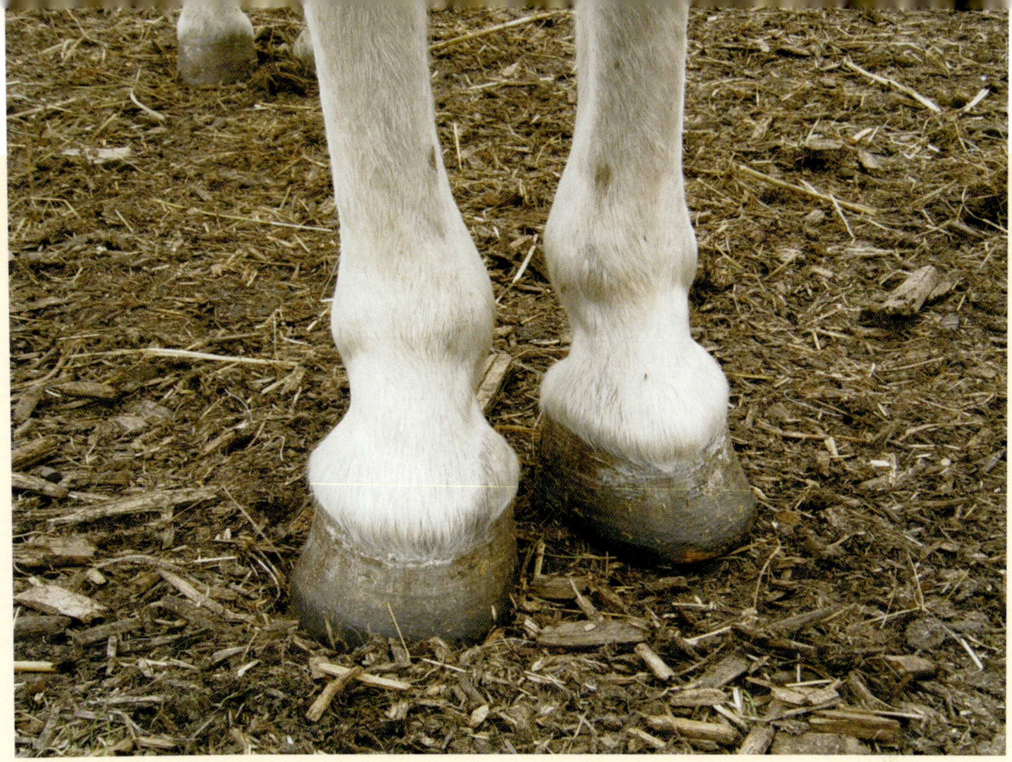

Rehehufe brauchen professionelle Pflege. Foto: Naujoks

und die Durchblutung fördernden Mitteln gearbeitet werden. Hier eignet sich zum Beispiel Urtica urens D12 (zwei- bis dreimal täglich zehn Globuli oder Tropfen über zehn Tage), um von eingelagerten Schadstoffen zu entgiften sowie die Verdauung und den Harnabsatz zu fördern.

Im Anschluss an Urtica urens ist ein stark durchblutungsförderndes Mittel angezeigt: Ginkgo biloba D6 (zweimal täglich zehn bis 15 Globuli oder Tropfen über zwei bis drei Wochen). Durch eine vermehrte Durchblutung im Huf werden zusätzlich Schad- und Giftstoffe ausgespült.

Bei einer frühzeitig erkannten Hufrehe, die noch nicht sehr weit fortgeschritten ist, kann mit Calcium fluoratum D6 (einmal täglich zehn Globuli oder Tropfen über bis zu vier Wochen) das normale Gewebewachstum im Huf gefördert werden.

Für betroffene Pferde gilt lebenslang, dass die auslösenden Faktoren konsequent auszuschalten sind. Mäßige Fütterung, nur stundenweiser Weidegang und eine angepasste Heuration sind die wichtigsten Aspekte, um einen neuen Hufreheschub zu verhindern. Im Frühjahr, wenn die Pferde vorsichtig angeweidet werden, kann unterstützend Nux vomica D6 (einmal täglich zehn Globuli oder Tropfen über zwei bis drei Wochen) eingesetzt werden. Pferde, die eine heftige Hufrehe durchgemacht haben oder die chronisch an dieser Erkrankung leiden, sollten am besten gar nicht auf die Weide gehen. Im Einzelfall ist eine Beratung mit dem Tierarzt erforderlich.

Neben der stoffwechselbedingten Hufrehe ist als eine zweite Form auch die so genannte Belastungsrehe bekannt. Sie entsteht durch Überbelastung wie zum Bespiel durch Reiten oder Fahren auf hartem Boden. Die Ursache ist hier also ein Trauma – dementsprechend wird mit dem Verletzungsmittel Arnica montana C30 (drei- bis fünfmal täglich über fünf bis sieben Tage) therapiert. Im Anschluss kommen Urtica urens D12 und

Ginkgo biloba D6 wie oben beschrieben als Ausleitungstherapie in Einsatz.

Eine dritte Form ist die Vergiftungsrehe, die durch die Aufnahme von Giftpflanzen entstehen kann und wie eine fütterungsbedingte Hufrehe behandelt wird. Auf eine Vergiftung geht vermutlich auch die Geburtsrehe zurück: Bei einer Totgeburt oder dem nicht vollständigen Abgang der Nachgeburt kann es passieren, dass sich die Stute durch Stoffwechselprodukte des eigenen Körpers quasi selbst vergiftet. Zusätzlich zur schulmedizinischen Therapie, die hier auch Antibiotika einsetzen wird, besteht aus homöopathischer Sicht die Möglichkeit, den Organismus durch die parallele Gabe von Pyrogenium C30 und Lachesis C30 (je zehn Globuli oder Tropfen fünfmal täglich über einen Tag) zu unterstützen und das Ausschwemmen der Schadstoffe zu fördern. Da nach einer Geburtsrehe zumeist eine Schädigung der Gebärmutterschleimhaut vorliegt, kommt im Anschluss zur Förderung der Ausheilung Arnica montana C30 (dreimal täglich zehn Globuli oder Tropfen über sieben Tage) zum Einsatz.

Achtung! Jede Form der Hufrehe ist ein absoluter Notfall und erfordert die Behandlung durch den Tierarzt!

Strahlfäule

Bei der Strahlfäule wird das Horn des Hufstrahles langsam durch Bakterien zersetzt. Sie entsteht durch Haltung des Pferdes auf nasser Einstreu oder einem matschigen, verschmutzten Auslauf; es besteht aber auch eine gewisse individuelle Neigung, und eine schlechte Hufsubstanz wirkt begünstigend.

Die Strahlfäule zeigt sich durch einen besonders unangenehmen Geruch im Hufbereich und schwarze, schmierig zersetzte Hornmassen in den Strahlfurchen. Strahlfäule muss unbedingt sorgfältig bekämpft werden, da sie im fortschreitenden Stadium die gesamte Struktur des Hufes zerstören kann. Neben einer sofortigen Reinigung der Hufe und einer Vermeidung der Ursachen mit trockener, sauberer Einstreu und trockenem Auslauf kann mit Silicea D12 (dreimal täglich zehn Globuli oder Tropfen über fünf bis sieben Tage) die Ausheilung des erkrankten Hornes positiv beeinflusst werden.

Zur äußerlichen Anwendung eignen sich kleine Baumwollfetzen, die mehrmals täglich mit einer Mischung aus Calendula- und Arnica-Lotion befeuchtet und in die Strahlfurchen hineingedrückt werden.

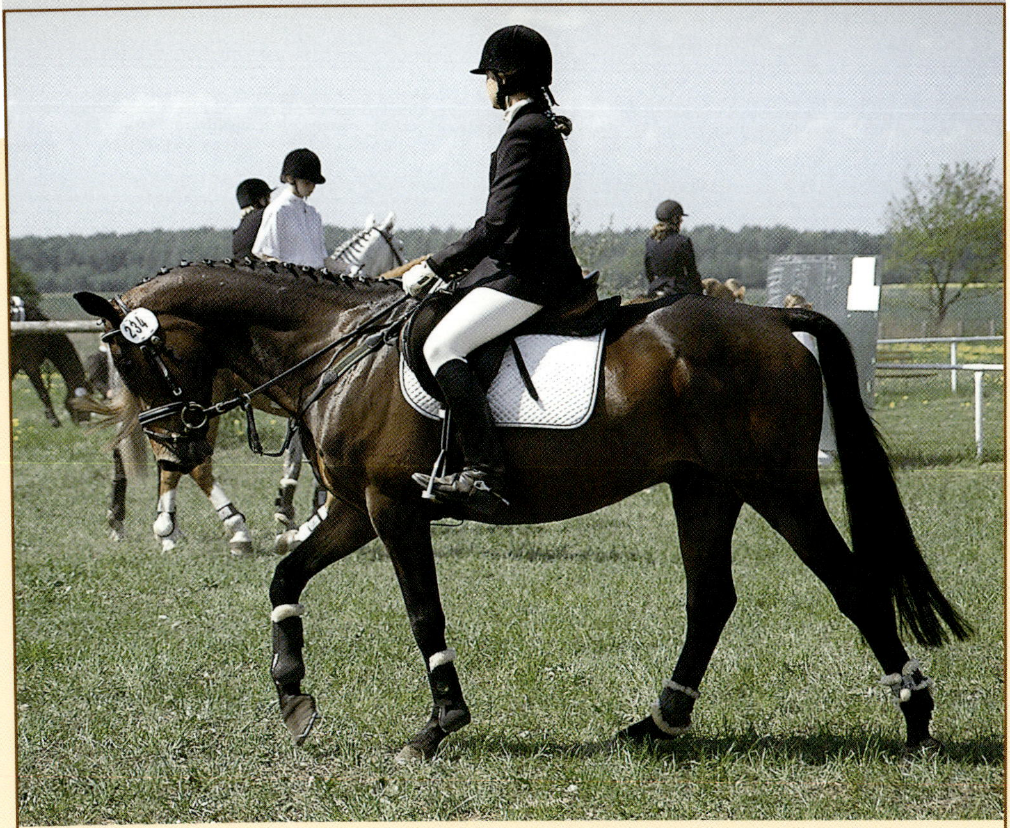

Für manches Pferd bedeutet ein Turnierstart enormen Stress, auf den es unter Umständen mit einer Kolik reagiert. Foto: Wedekind

Homöopathische Behandlung von Erkrankungen des Verdauungssystems

Die wohl bekannteste Erkrankung des Verdauungssystems beim Pferd ist die so genannte „Kolik“. Eigentlich versteht man unter diesem Begriff sämtliche krampfartigen Leibschmerzen, die durch das Zusammenziehen von Hohlorganen hervorgerufen werden – also von Magen, Darm, Gallenblase, Gebärmutter oder Harnblase. In der Umgangssprache zwischen Reitern, Pferdebesitzern und Tierärzten hat sich die Kolik als zusammenfassende Bezeichnung für alle akuten schmerzhaften Beschwerden im Magen-Darm-Trakt etabliert.

Ebenfalls recht häufige Probleme sind jedoch auch Durchfall oder Verstopfung sowie eine allgemeine, schwer ursächlich abzuklärende Appetitlosigkeit.

Fragen zur Symptombestimmung bei Erkrankungen des Magen-Darm-Traktes:

• Seit wann bestehen die Beschwerden?
Seit Stunden, Tagen, Wochen oder Monaten?

• Sind die Beschwerden plötzlich oder allmählich aufgetreten?

• Ist eine mögliche Ursache bekannt?
Wurde das Futter gewechselt?
Hatte das Pferd Kontakt zu verdorbenem oder angefrorenem Futter oder Wasser?
Hat das Pferd Medikamente bekommen?
Ist ein Parasitenbefall möglich?
Besteht eine Futtermittelallergie?
Hat ein Stall- oder Weidewechsel stattgefunden?
War das Pferd einer stressbeladenen oder beängstigenden Situation ausgesetzt (Turnier, Transport)?
Hat sich das Pferd überanstrengt?

• Welche Begleiterscheinungen sind auffällig?
Hat das Pferd großen oder verminderten Durst?
Wie sind Fressverhalten und Appetit?
Wie ist die Körpertemperatur?

• Wie ist die Beschaffenheit des Kotes?
Dünn- oder dickflüssig, wässrig oder schleimig, mit Blutbeimengungen?
Hell oder dunkel, grünlich oder gelblich verfärbt?

• Wie riecht der Kot?
Unauffällig, stechend, säuerlich oder faulig?

• Wie oft und in welcher Art wird Kot abgesetzt?
Normal oft, häufiger oder seltener?
Mit Abgang von Gasen?
In großen oder kleinen Mengen?
Mit offensichtlichem Kotdrang oder ohne Pressen und Druck?

• Scheuert sich das Pferd auffällig am Hinterteil?

• Wie verhält sich das Pferd allgemein?
Ruhig oder nervös?

• Bewegt es sich rastlos oder steht es still mit gekrümmtem Rücken?

• Reagiert es berührungsempfindlich, aggressiv oder schreckhaft?

• Wirkt das Pferd aufmerksam oder eher matt und müde?

• Gibt es Umstände, durch die sich die Symptome bessern oder verschlechtern?
Bei Ruhe oder Bewegung?
Bei Kälte oder Wärme?
An der frischen Luft oder im Stall?
Bei Aufregung und Stress?

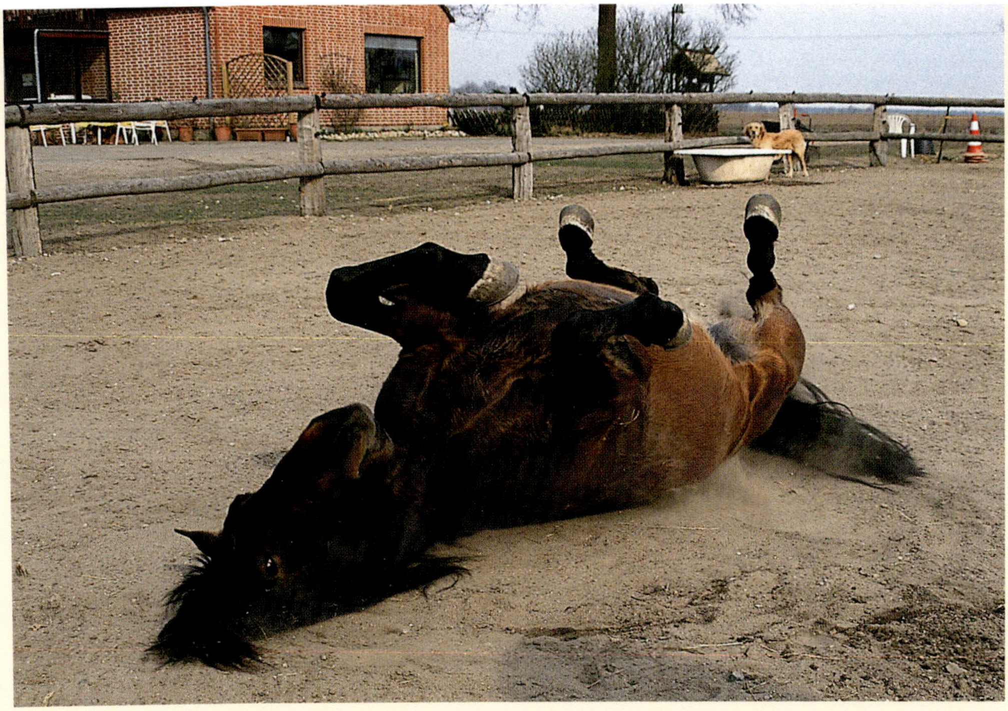

Das unruhige, wiederholte Wälzen ist eines der klassischen Anzeichen für eine Kolik. Foto: Bolze

Kolik

Die beim Pferd besonders gefürchtete Kolik hat viele Gesichter und Auslöser. Je nach der Art der Symptome werden drei Kolikformen unterschieden: Krampfkolik (die so genannte spastische Kolik), Verstopfungskolik (atonische Kolik) und Kolikneigung (rezidivierende oder wiederkehrende Kolik).

Welche Kolik auch immer vorliegt: Für das Pferd bedeutet sie immer eine äußerst schmerzhafte Notsituation und erfordert die unverzügliche Behandlung durch einen Tierarzt. Zu den häufigsten Symptomen, die für eine begleitende homöopathische Notfallbehandlung genauestens beobachtet werden müssen, gehört ein unruhiges Scharren und Umsehen oder Treten nach dem Bauch, Schwitzen, Stöhnen, Wälzen oder ängstliches Stillstehen, Pressen ohne Kotabsatz oder auch Durchfall oder Gasabgang. Darmgeräusche können sehr laut zu hören sein oder auch beinahe gänzlich ausfallen. Es besteht immer die Gefahr eines Kreislaufzusammenbruchs, der bis zum Tod des Pferdes führen kann.

Beim ersten Verdacht auf eine Kolik muss der Tierarzt verständigt und das Pferd an jeglicher weiterer Futteraufnahme gehindert werden; Wasser sollte jedoch stets zur Verfügung stehen. Da in den meisten Fällen die Beschwerden durch Wärme gelindert werden, wird eine locker aufgelegte Decke ohne Bauchgurt oft als angenehm empfunden. Das kolikkranke Pferd wird nicht unbeaufsichtigt gelassen, möglichst langsam geführt und unbedingt am Wälzen gehindert.

Krampfkolik

Bei einer Krampfkolik ist der Rücken des Pferdes stark gekrümmt, es presst angestrengt, setzt gelblich-hellen Kot ab und hat starke Blähungen bei harter Bauchdecke. Futter und Wasser werden verweigert. Häufigste Ursache ist eine Verdauungsstörung durch Fütterungsfehler, Futterwechsel, verdorbenes Futter oder die Aufnahme von zu großen Futtermengen. Empfindliche Pferde reagieren auch auf Wetterwechsel oder Stress mit Krampfkoliken. Der Kot wird selten und in kleinen, trockenen Mengen abgesetzt und ist mit Schleim versetzt. Homöopathisches Mittel erster Wahl ist Nux vomica D6 (drei- bis viermal täglich zehn Globuli oder Tropfen über zwei bis drei Tage), das wohl wichtigste Mittel allgemein bei Magen-Darm- und Durchfallerkrankungen, wenn Probleme mit der Fütterung die Ursache sind. Die Pferde sind sehr berührungsempfindlich, unleidlich und wehren sich bisweilen mit Bissen oder Schlägen. Sobald sich die Symptome gebessert haben, sollte das Pferd ausreichend Heu, aber nur kleine Portionen Kraftfutter bekommen.

Modalitäten für Nux vomica:
Verschlimmerung: bei Bewegung, nach dem Fressen oder Trinken, bei Kälte, bei Aufregung und Stress
Besserung: in Ruhe, bei Wärme, im Liegen, durch gutes Zureden

Ein zweites, sehr wichtiges Mittel bei der Behandlung von Krampfkoliken ist Colocynthis D6 (viermal täglich zehn Globuli oder Tropfen über zwei bis drei Tage). Auffälliges Anzeichen ist hier das plötzliche und heftige Auftreten der Schmerzen; das Pferd schlägt sich mit dem Huf unter den Bauch, es ist extrem ruhelos, legt sich nieder, steht auf und erscheint insgesamt sehr ängstlich. Es schaut sich mit dem Kopf zum Bauch um. Der Kot riecht faulig und ist von wässriger Konsistenz.

Modalitäten für Colocynthis:
Verschlimmerung: bei Berührung, bei Stress, bei Bewegung
Besserung: in Ruhe, bei Wärme, nach Gasabgang, nach Kotabgang

Modalitäten für Sulfur:
Verschlimmerung: bei Kälte und Nässe, in Ruhe
Besserung: bei leichter Bewegung, bei Wärme

Verstopfungskolik

Die Verstopfungskolik wird meist durch die Aufnahme von zu großen Futtermengen, durch Futterumstellung oder allgemeine Fütterungsfehler verursacht. Nach dem Fressen leiden die Pferde plötzlich unter heftigen Blähungen mit krampfartigen Schmerzen. Die Pferde versuchen sich hinzulegen, strecken im Liegen die Beine aus und stöhnen vor Schmerz. Trotz Gasabgangs und heftigen Dranges kann das Pferd keinen Kot absetzen, der After stülpt sich nach außen.

In diesem Fall ist Nux vomica D6 (zweimal täglich zehn Globuli oder Tropfen) das angezeigte Mittel. Typisch für Nux vomica sind hier der starke Kotdrang, laute Darmgeräusche, Verspannungen des gesamten Rückenbereiches und die deutliche Schmerzäußerung. Linderung bringt mäßige Wärme, beispielsweise durch eine Decke, und frische Luft.

Kolikneigung

Besteht eine deutliche Kolikneigung bei empfindlichen Pferden, hat sich Sulfur C30 (zweimal wöchentlich zehn Globuli oder Tropfen) als Soforthilfe zur Behandlung leichterer Koliken und zur Vorbeugung bewährt. Oft treten die Koliken nach größeren Trinkmengen oder zu schnellem Fressen auf. Die Pferde neigen zu morgendlichem Durchfall, der Bauch ist hart gebläht, es werden viele, stark faulig riechende Gase abgegeben. In den Nachmittagstunden wendet sich der Durchfall zur Verstopfung und das Pferd bekommt schmerzhafte Krämpfe und Kolikerscheinungen.

Zart gebaute, generell sehr empfindliche und emotionale Pferde, denen jeder Ärger und jede Veränderung „auf den Magen schlägt", reagieren vorbeugend und als Linderung einer leichten Kolik besonders gut auf Chamomilla D30 (dreimal täglich zehn Globuli oder Tropfen über drei bis vier Tage). Das Pferd reagiert sehr empfindlich auf Schmerzen, Durchfall und Verstopfung wechseln sich ab.

Modalitäten für Chamomilla:
Verschlimmerung: in Ruhe (Stehen), bei Kälte und Wind
Besserung: bei Wärme, bei leichter Bewegung, Niederlegen

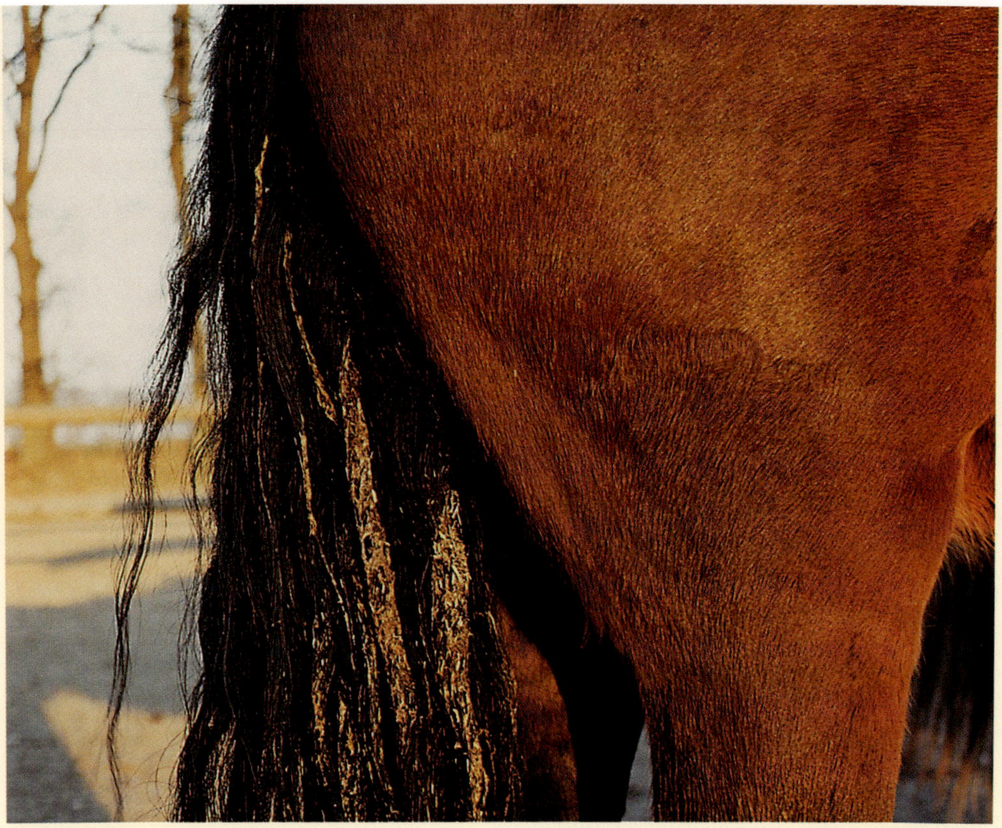

Ein Pferd mit Durchfall hat oft stark verunreinigte Hinterbeine und einen kotverschmierten Schweif. Foto: Bolze

Durchfall

Bei einer unspezifischen Durchfallerkrankung oder bei Durchfällen, die durch Medikamente wie zum Beispiel Antibiotika hervorgerufen wurden, wird die homöopathische Behandlung mit dem Reaktionsmittel Sulfur C30 (einmal täglich zehn Globuli oder Tropfen) begonnen. Auffällig ist der häufige, faulig riechende Gasabgang als Folge heftiger Blähungen. Das gesamte Pferd riecht nach Kot, die Box wird extrem verunreinigt. Der Kot geht mit reichlich Wasser ab, das Pferd ist an After und Beinen sehr verschmutzt. Der After rötet sich vom brennenden Kot und das Pferd beginnt sich zu scheuern.

Modalitäten für Sulfur:
Verschlimmerung: bei Kälte und Nässe
Besserung: leichte Bewegung an der frischen Luft, Wärme, trockenes Wetter, Pferdegesellschaft

Einem Pferd mit Durchfall, das viel Wasser in kleinen Mengen zu sich nimmt sowie matt und schwach erscheint, hilft Arsenicum album D12 (zweimal täglich 15 Globuli oder Tropfen). Auffällig ist der nach faulen Eiern riechende Kot, der in kleinen Mengen häufig abgesetzt wird und viele halb verdaute Futterreste enthält. Der Kot ist schmierig und reizt die Aftergegend, sodass sich das Pferd scheuern wird. Als Ursachen, die natürlich künftig ausgeschlossen werden müssen, sind ein Pilzbefall des Futters oder eine Verunreinigung durch Schad- und Fremdstoffe zu nennen.

Modalitäten für Arsenicum album:
Verschlimmerung: nach Futter- oder Wasseraufnahme, in Ruhe, bei Kälte
Besserung: nach Futterentzug, bei leichter Bewegung, bei Wärme (Eindecken)

Verstopfung

Verstopfungen ohne kolikartige Erscheinungen kommen beim Pferd relativ häufig vor. Wiederum ist meist die Fütterung für das Problem verantwortlich. Begünstigend wirken ein zu frühes Satteln nach dem Füttern und auch Schmerzen und Verspannungen im Rückenbereich. Pferde, die zu Verstopfungen neigen, sollten ein leicht verdauliches Futter erhalten mit Zusätzen wie Leinsamen, die die Darmtätigkeit anregen. Um funktionelle Störungen des Darmes auszuschließen, sollte bei länger anhaltender Verstopfung unbedingt eine tierärztliche Untersuchung erfolgen. Wie alle Magen-Darm-Erkrankungen spricht auch die Verstopfung in den meisten Fällen sehr gut auf Nux vomica D6 an (zwei- bis dreimal täglich zehn Globuli oder Tropfen über drei bis vier Tage). Typisch sind der harte, aufgetriebene Bauch und das unwirsche Verhalten des Pferdes.

Modalitäten für Nux vomica:
Verschlimmerung: bei Trockenheit, nach dem Fressen, bei Aufregung oder Stress
Verbesserung: bei Wärme, bei Ruhe, bei kontinuierlicher Bewegung

Ein weiteres wichtiges Mittel zur Anregung der Darmtätigkeit ist Graphites D12 (ein- bis zweimal täglich 15 Globuli oder Tropfen über einen längeren Zeitraum. Das Mittel wirkt eher langsam, dafür aber sehr tiefgreifend. Pferde, die auf Graphites gut ansprechen, sind eher dick und faul mit ruhigem Gemüt, dabei jedoch außerordentlich verfressen und futterneidisch. Häufig leiden sie unter Hautveränderungen und Ekzemen. Als Auslöser für die Verstopfung kommen zu große Futtermengen, auch das Auffressen der gesamten Einstreu sowie bei Stuten hormonelle Störungen in Frage.

Modalitäten für Graphites:
Verschlimmerung: bei Kälte und Nässe, während der Rosse, bei viel Bewegung
Verbesserung: bei leichter, langsamer Bewegung, nach Kotabgang

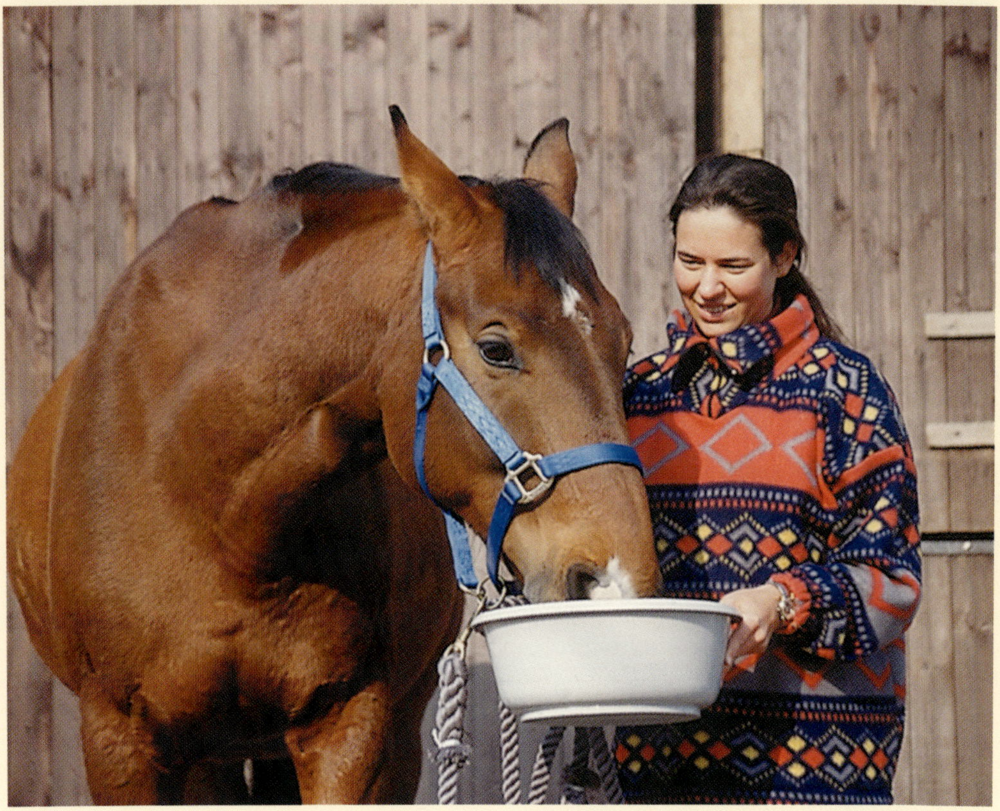

Ein gesundes Pferd hat auch einen gesunden Appetit. Einer Fressunlust muss daher genau auf den Grund gegangen werden. Foto: Schmelzer

Appetitlosigkeit

Appetitlosigkeit ist zunächst keine eigenständige Krankheit, sondern eine häufige Begleiterscheinung anderer gesundheitlicher Störungen, die zunächst unbedingt abgeklärt werden müssen. Es kommt jedoch vor, dass keine speziellen Erkrankungen festgestellt werden können. In diesem Fall kann der mangelnde Appetit des Pferdes mit Nux vomica D6 (zweimal täglich zehn Globuli oder Tropfen über etwa eine Woche) angeregt werden. Zusätzlich sollte viel frisches Saftfutter (Möhren, Rote Bete, Zuckerrüben, Äpfel) angeboten werden, um die Vitaminversorgung zu gewährleisten. Einer längerfristigen Appetitlosigkeit muss unbedingt genauestens auf den Grund gegangen werden.

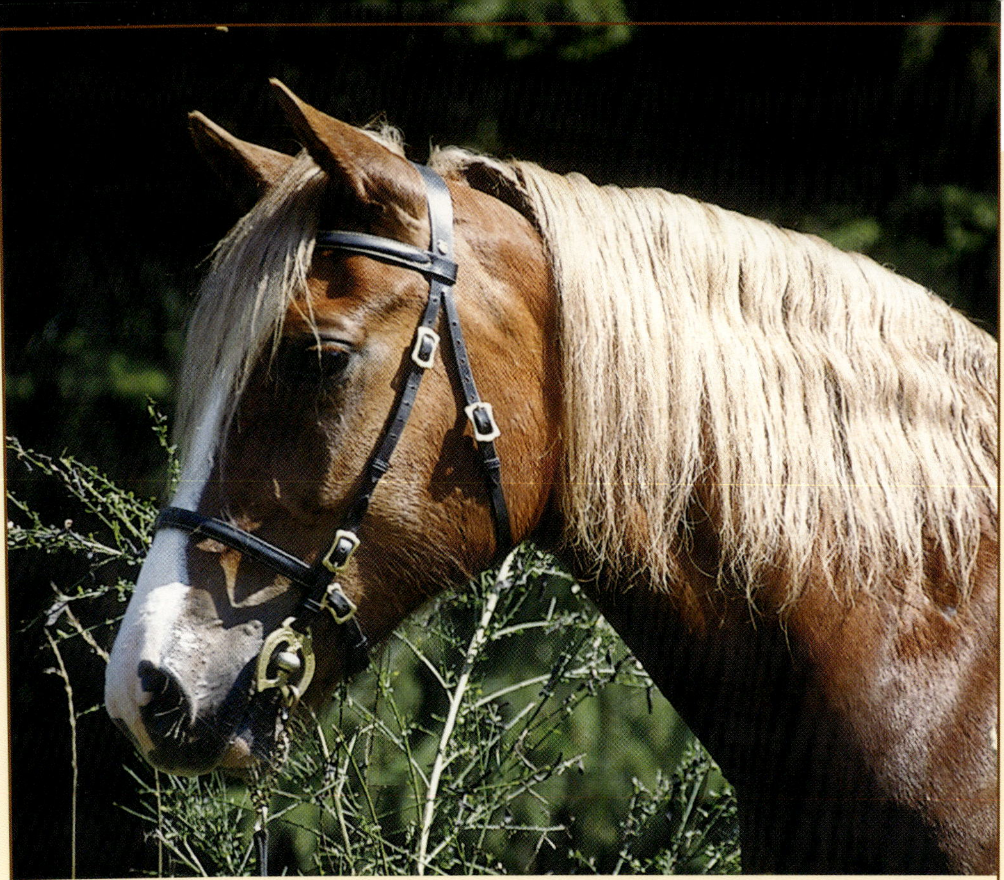

Ein glänzendes Fell deutet nicht nur auf gesunde Haut, sondern auch auf eine gute psychische Verfassung hin. Foto: Schmelzer

Homöopathische Behandlung von Hauterkrankungen

Die Haut ist das größte Organ des Körpers und sämtlichen Umwelteinflüssen direkt ausgesetzt. Sie bildet die Verbindung des Organismus zur Außenwelt, muss wärmen, kühlen, schützen, Krankheitserreger abwehren und sich bei Verletzungen möglichst schnell regenerieren.

Erkrankungen der Haut treten vielgestaltig auf – mit Krusten, Knoten oder Schuppen, kahlen oder wunden Stellen, Juckreiz oder Schmerz. Neben Umwelteinflüssen nehmen als Ursachen auch psychische Belastungen eine wichtige Rolle ein. Nicht selten ist das Wohlbefinden des Pferdes insgesamt stark beeinträchtigt.

Allgemein besonders wichtige Mittel für die Haut sind Sulfur und Silicea. Sulfur C30 (einmal täglich zehn Globuli oder Tropfen über fünf bis sieben Tage) ist angezeigt, wenn sich die Haut trocken schuppt und in Fetzen abzulösen beginnt sowie ein extrem starker Juckreiz zu beobachten ist. Die Haut ist rissig und heiß, die Pferde scheuern sich schnell wund, es bilden sich gelbliche Eiterkrusten. Dieses Ekzem sollte nicht abgewaschen werden, da Nässe die Beschwerden verstärken kann. Empfehlenswert ist dagegen eine dünn aufgetragene Salbe, die Entzündung und Juckreiz lindert. Nicht selten liegt einer solchen Hauterkrankung eine Impfreaktion oder eine Antibiotikatherapie zugrunde.

Modalitäten für Sulfur:
Verschlimmerung: in Ruhe, nach Abwaschen der Haut
Besserung: bei leichter Bewegung, bei Wärme, bei Trockenheit

Das homöopathische Mittel Silicea D12 (zweimal täglich zehn Globuli oder Tropfen über drei bis fünf Tage) ist angezeigt bei chronischen, eitrigen Hautveränderungen mit Bildung von dicken Borken und Schrunden. Der Juckreiz ist nur gering bis mittelstark ausgeprägt, an den betroffenen Hautstellen geht jedoch das Fell aus. Häufig sind Kruppe und Hals am stärksten betroffen. Die Pferde verhalten sich eher ruhig, scheuern sich aber langsam und ausgiebig.

Modalitäten für Silicea:
Verschlimmerung: bei Kälte, bei Nässe, bei Bewegung
Besserung: bei Wärme (auch Eindecken), bei Trockenheit, in Ruhe

Fragen zur Symptombestimmung bei Hauterkrankungen:

- Seit wann bestehen die Hautveränderungen?
Seit einigen Stunden oder Tagen oder schon seit längerem?
- Wie ist die Beschaffenheit der betroffenen Hautstellen?
Trocken oder nässend, glatt, schrundig oder borkig, geschwollen, eitrig, schuppig?
- Wenn Pusteln oder Bläschen vorhanden sind: Wie treten sie auf?
Punktuell oder flächig?
- Bestehen Hautrötungen?
- Besteht Haarausfall?
- Wie ist die Fellbeschaffenheit?
Glänzend oder stumpf?
- Scheuert sich das Pferd aufgrund von Juckreiz?
Sehr stark, wenig oder gar nicht?
- Ist das Pferd berührungsempfindlich?
- Wie verhält sich das Pferd?
Unruhig und nervös, schreckhaft oder gar panisch?

Sommerekzem und allergische Hautreaktionen

Die wohl bekannteste Hauterkrankung beim Pferd ist das Sommerekzem. Es werden eine ganze Reihe auslösender Faktoren diskutiert. Unstrittig ist jedoch, dass der allergischen Reaktion auf den Biss der Kriebelmücke eine zentrale Rolle zukommt.

Das Hauptsymptom des Sommerekzems ist der starke Juckreiz, der die Pferde dazu veranlasst, sich vor allem an Mähnenkamm und Schweifrübe, aber auch an anderen Körperstellen blutig zu scheuern. Das Langhaar geht aus, blutige Krusten mit Quaddelbildung entstehen. Um den Kontakt mit der Kriebelmücke weitgehend zu verhindern, sollten betroffene Pferde nicht in den Morgen- und Abendstunden und gegebenenfalls nur geschützt durch besondere Ekzemerdecken auf die Weide gelassen werden. Vorhandene Wunden müssen so sauber wie möglich gehalten und auch äußerlich mit Mitteln eingerieben werden, die den Juckreiz lindern und die Heilung unterstützen.

Bei einem akuten Ausbruch des Sommerekzems mit starkem Juckreiz und großer Berührungsempfindlichkeit hat sich zur homöopathischen Therapie Apis mellifica D6 (zwei- bis dreimal täglich zehn Globuli oder Tropfen über sieben bis zehn Tage) bewährt. Die betroffenen Hautstellen sind stark gerötet, heiß und geschwollen. Die Pferde wirken sehr unruhig und nervös.

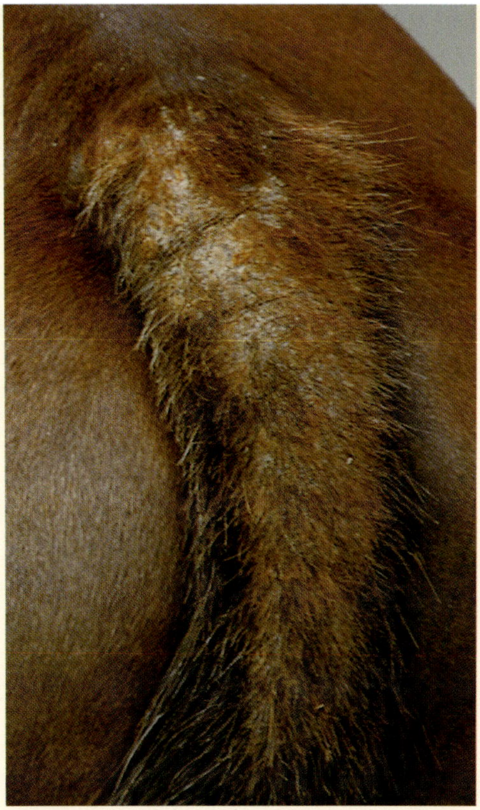

Beim Sommerekzem bleibt von den Haaren auf der Schweifrübe oft fast nichts übrig. Foto: Nutztierklinik Bern

Modalitäten für Apis mellfica:
Verschlimmerung: bei Wärme und Sonneneinstrahlung
Besserung: bei Kälte, durch Kühlgel oder Abwaschen mit kaltem Wasser

Wenn durch das Scheuern der Juckreiz nur immer stärker wird, das Pferd sich den ganzen Tag scheuert und es zu gelblichen, entzündeten Verkrustungen mit starker Nässebildung kommt, ist Rhus toxicodendron D12 (einmal täglich zehn

Globuli oder Tropfen über etwa zehn Tage) ein hilfreiches Homöopathikum. Teilweise bilden sich sogar größere Bläschen mit flüssigem Inhalt, und die Haut ist stark gerötet.

Modalitäten für Rhus toxicodendron:
Verschlimmerung: bei Nässe, durch Schwitzen, kaltes Wasser
Besserung: bei Wärme (Eindecken), bei leichter Bewegung

Eine allergische Reaktion zum Beispiel auf Pflanzen, Lederpflegemittel oder Waschmittel zeigt sich beim Pferd häufig in Form einer Nesselsucht mit ausgeprägten, stecknadelkopf- bis münzgroßen Quaddeln – die Haut sieht aus wie von tausend Mückenstichen übersät. Begleitend können die Augenlider und auch der Kronsaum anschwellen, sodass das Pferd sogar lahm geht. In diesem Fall hat sich Urtica urens D12 (zweimal täglich 15 Globuli oder Tropfen über drei bis vier Wochen) als therapeutisch hilfreich erwiesen. Parallel dazu ist es wichtig, die in Frage kommenden Auslöser strikt zu meiden. Besteht der Verdacht auf eine Allergie gegen eine Pflanze, ist das Pferd auf eine andere Weide oder in den Stall zu bringen.

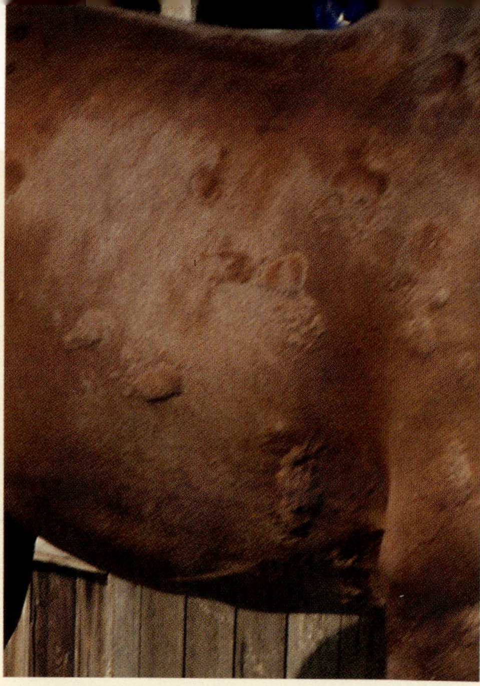

Die Nesselsucht ist Ausdruck einer allergischen Reaktion und beeinträchtigt das Allgemeinbefinden des Pferdes stark. Foto: Dr. Ende

Modalitäten für Urtica urens:
Verschlimmerung: bei Nässe, bei Regen oder Schneefall
Besserung: bei Wärme, Sonneneinstrahlung, trockenem Wetter, Ruhe

Bei einer hauptsächlich im Kopfbereich und an den Gliedmaßen auftretenden Ekzembildung mit unangenehm riechender Eiterbildung, dicken Krusten und Borken, wulstiger Hautveränderung und starkem Juckreiz kann Hepar sulfuris C30 (dreimal täglich zehn Globuli oder Tropfen über drei bis vier Tage) erste Linderung verschaffen. Auffällig ist hier die starke Berührungsempfindlichkeit der Pferde, die sich – wohl auch aufgrund der starken Schmerzhaftigkeit der aufgescheuerten Hautstellen – sehr gereizt verhalten.

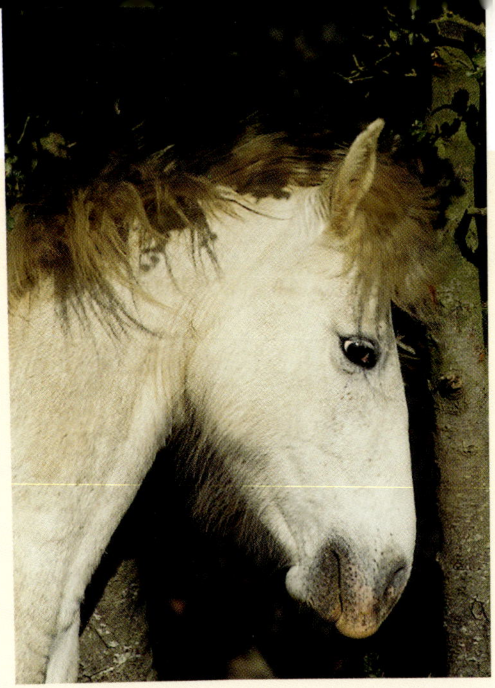

Typisch für Pferde, die auf eine Therapie mit Hepar sulfuris ansprechen, ist der starke Juckreiz. Foto: Struewer

Modalitäten für Hepar sulfuris:
Verschlimmerung: bei Kälte, bei Berührung, nachts
Besserung: bei Wärme, am Tag

Äußerlich sollten Hautekzeme mit medizinischen Waschlotionen für Pferde (auf den pH-Wert der Pferdehaut abgestimmt, um das Hautmilieu nicht noch weiter zu schädigen) gereinigt und nach Absprache mit dem Tierarzt oder Tierheilpraktiker mit einer Salbe aus Arnica, Calendula oder Graphites behandelt werden.

Mauke

Die besonders zur feucht-kalten Jahreszeit auftretende Mauke – eine ekzemartige Hautveränderung in den Fesselbeugen – wird durch Kontakt zu Nässe und Schmutz stark begünstigt. Ein Pferd, das zu Mauke neigt, sollte Zugang zu einem möglichst sauberen und trockenen Auslauf haben und benötigt eine gründliche, regelmäßige Pflege der empfindlichen Haut in den Fesselbeugen, um den von außen kommenden Erregern möglichst wenig Angriffsfläche zu bieten. Tägliches Ausbürsten der Fesselgegend und das Eincremen mit einer Zinkoxidsalbe sind bewährte vorbeugende Maßnahmen. Ist die Mauke dennoch ausgebrochen, kann – parallel zu den hygienischen Maßnahmen und der Behandlung mit Salben – mit folgenden homöopathischen Arzneien unterstützend gearbeitet werden:

Zincum metallicum D30 (zweimal täglich zehn Globuli oder Tropfen über fünf bis sieben Tage) ist ein angezeigtes Mittel bei stark entzündeter Haut in der Fesselgegend mit nässenden Krusten. Wegen des starken Juckreizes versucht das Pferd ständig, sich in die Fesseln zu beißen.

Modalitäten für Zincum metallicum:
Verschlimmerung: nach Anstrengung, nach dem Fressen, in der Nacht
Besserung: nach Kot- oder Urinausscheidung, in Ruhe

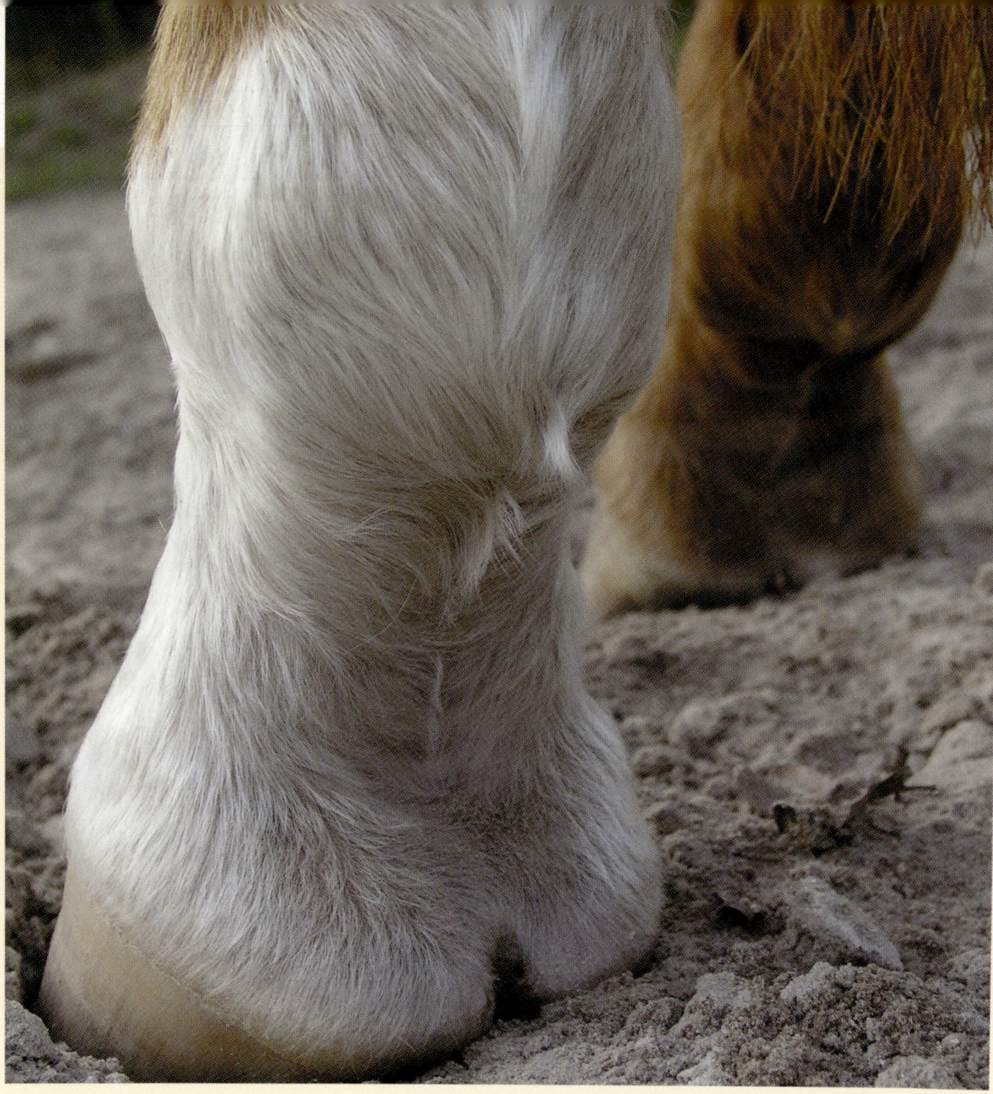

Die Fesselbeugen eines Pferdes sind sehr empfindlich und müssen stets sauber gehalten werden, um einer Mauke vorzubeugen. Foto: Bosse

Zeigt sich die Mauke eher mit trockenen Hautveränderungen, aber dennoch ebenso entzündlich und mit starkem Juckreiz, greift man auf Graphites D12 (zwei- bis dreimal täglich zehn Globuli oder Tropfen über sieben bis zehn Tage) zurück. Auffällig sind die dicken, trockenen Borken, unter denen sich ein schmieriges Sekret bildet. Dieses Ekzem zeigt sich häufig bei gemütlichen, dicken und verfressenen Pferden.

Modalitäten für Graphites:
Verschlimmerung: bei Kälte, bei Feuchtigkeit und Nässe, bei Bewegung
Besserung: in Ruhe, bei Wärme, bei Trockenheit

Ein weiteres bewährtes Mittel bei der Maukebehandlung ist Antimonium crudum D12 (zweimal täglich zehn Globuli oder Tropfen über etwa eine Woche). Das Ekzem tritt häufig gemeinsam mit Beschwerden im Verdauungstrakt auf. Auf der Haut bilden sich kleine Bläschen, die ein gelbes Sekret enthalten. Die Haut zeigt Verdickungen, reißt schnell ein und fühlt sich hart und verhornt an. Das Pferd zeigt wenig Juckreiz, lässt sich aber an den Fesseln nicht gerne berühren und wirkt mürrisch und unruhig. Sein gesamtes Allgemeinbefinden scheint beeinträchtigt zu sein, unter Umständen besteht eine leichte Lahmheit.

Modalitäten für Antimonium crudum:
Verschlimmerung: bei Berührung und Bewegung, bei Kälte und Feuchtigkeit
Besserung: in Ruhe, bei Wärme, durch trockene Verbände

Hautpilz

Ein Hautpilz zeigt sich typischerweise mit gut erkennbaren, kreisrunden haarlos gewordenen Hautpartien, die sich langsam ausbreiten. Nach einiger Zeit bilden sich Knötchen, Schuppen und eventuell Krusten.

Eine Hautpilzerkrankung muss immer vom Tierarzt behandelt werden, da sie sich schnell ausbreitet und hochgradig ansteckend ist. Besteht der Verdacht auf Hautpilz, sollte das betroffene Pferd von seinen Artgenossen isoliert sowie das Sattelzeug, Decken und Ähnliches desinfiziert werden.

Zur Unterstützung der schulmedizinischen Therapie hat sich aus homöopathischer Sicht Allium sativum D6 (dreimal täglich zehn Globuli oder Tropfen über drei bis vier Wochen) bewährt. Es wirkt pilzabtötend und hat zudem einen positiven Einfluss auf den Magen-Darm-Trakt und das Allgemeinbefinden.

Ebenfalls äußerst hilfreich ist auch Sulfur C30 (zwei- bis dreimal täglich zehn Globuli oder Tropfen über sieben bis zehn Tage). Sulfur unterstützt die Reaktionsfähigkeit der Haut und des gesamten Organismus.

Äußerlich können die befallenen Hautstellen unterstützend mit einer Echinacea-Salbe behandelt werden. Sie hält die Haut geschmeidig und stärkt die Abwehrkraft.

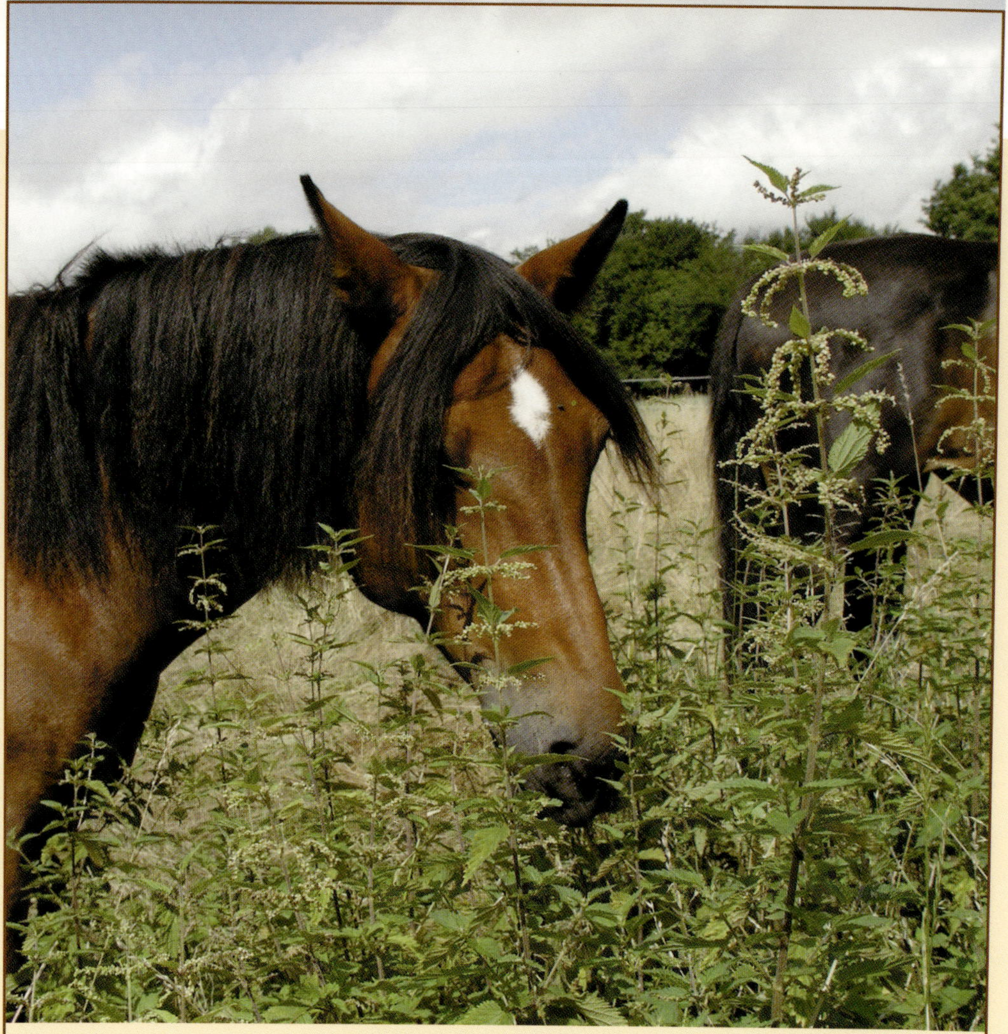

Viele Pferde spüren instinktiv, wenn sie eine Entgiftungskur brauchen, und fressen dann gezielt Urtica urens – die Brennnessel – auf der Weide. Foto: Bosse

Homöopathische Behandlung von Erkrankungen der Nieren und Harnwege

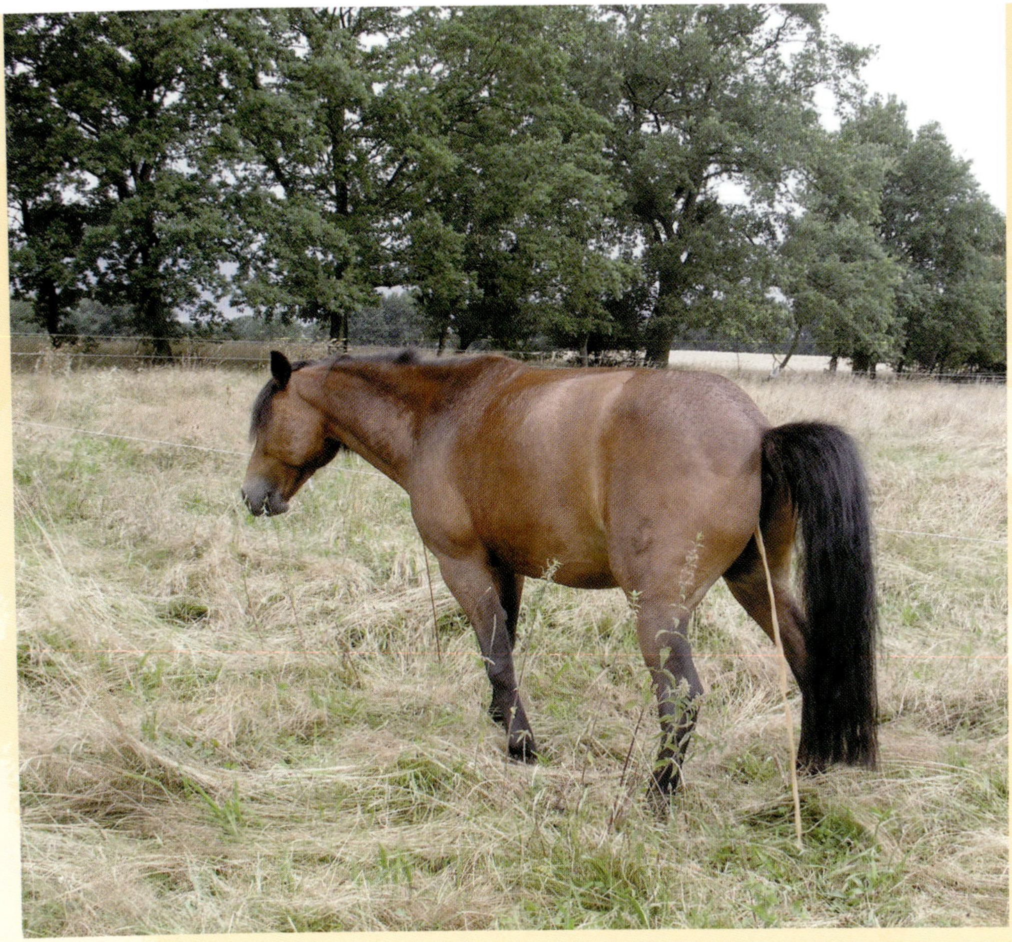

Ein ungewöhnliches Aufkrümmen des Rückens sowie Veränderungen von Urinfarbe und -geruch müssen unbedingt tierärztlich untersucht werden. Foto: Bosse

Infektionen oder schwerwiegende Erkrankungen der Nieren und der Harnwege sowie der Prostata beim männlichen Pferd müssen unbedingt tierärztlich behandelt werden. Häufig ist die Gabe eines Antibiotikums und anderer schulmedizinischer Medikamente unvermeidlich. Verfärbungen des Urins, ein schmerzhaftes Aufkrümmen des Rückens beim Wasserlassen mit lautem Stöhnen oder ein Urinverhalten sind Anlass, sofort den Tierarzt zu benachrichtigen.

Dennoch kann auch hier eine unterstützende homöopathische Therapie in Absprache mit dem Tierarzt sinnvoll und hilfreich sein. In vielen Fällen geeignet ist Urtica urens D12 (zwei- bis dreimal täglich zehn Globuli oder Tropfen über drei bis vier Wochen). Dieses Mittel regt die Tätigkeit der Nieren stark an, erhöht damit die Harnmenge und hilft dem Körper, Gift- und Schlackenstoffe effektiv auszuspülen.

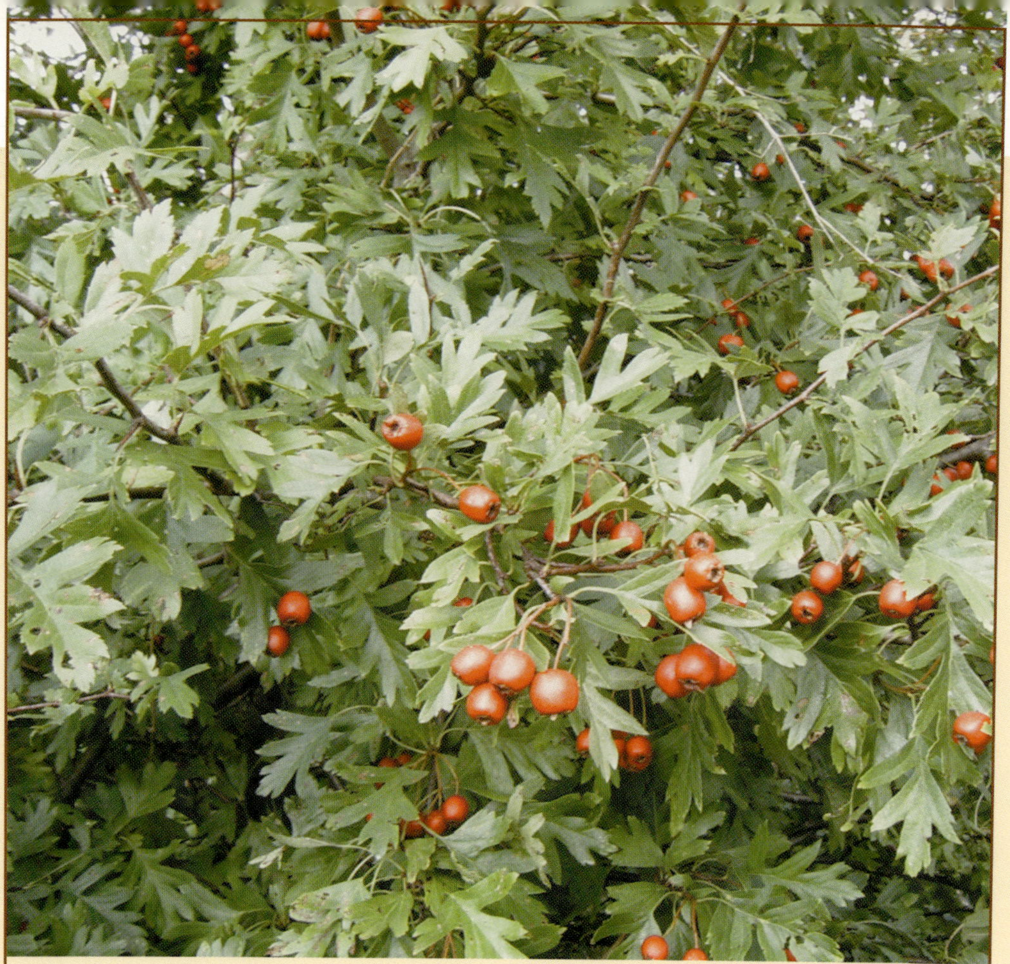

Crataegus oxyacantha – der Weißdorn – ist ein sehr wichtiges Mittel bei der Behandlung von Herz- und Kreislaufstörungen. Foto: Naujoks

Homöopathische Behandlung von Herz-Kreislauf-Erkrankungen

Es versteht sich von selbst, dass beim Verdacht auf eine Herzerkrankung des Pferdes in erster Linie der Tierarzt gefragt ist. Mögliche Anzeichen sind eine schnelle Ermüdung des Pferdes, starkes Schwitzen und erhöhte Puls- und Atemfrequenzen bereits nach geringer Anstrengung. Ist die Diagnose gesichert und eine schulmedizinische Therapie eingeleitet, können homöopathische Mittel unterstützend eingesetzt werden – allerdings unbedingt nach Absprache mit dem Tierarzt, um mög-

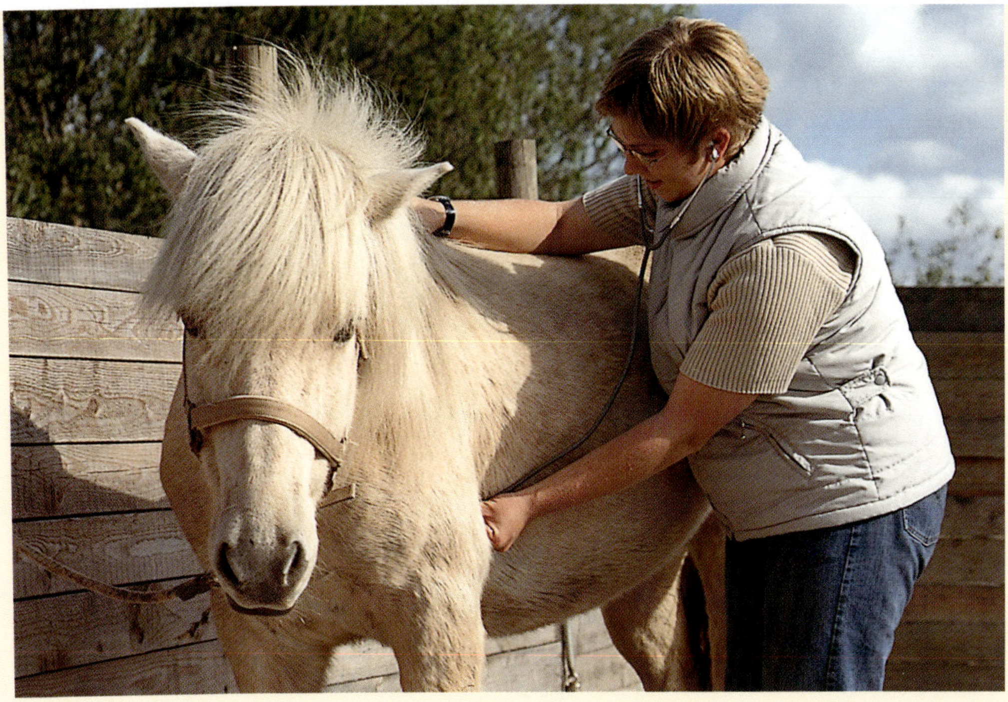

Beim Verdacht auf eine Erkrankung des Herz-Kreislauf-Systems ist eine gründliche tierärztliche Untersuchung notwendig. Foto: Schmelzer

liche gegensätzliche Wirkungen auszuschließen. Relativ häufig beim Pferd ist eine Herzmuskelschwäche, die angeboren oder durch Infektionen sowie nicht behandeltem Wurmbefall entstanden sein kann. Oleander D4 (zweimal täglich zehn Globuli oder Tropfen über etwa eine Woche) stärkt den Herzmuskel und beugt dem Herzstolpern vor. Eine akute Herzmuskelschwäche tritt häufig zusammen mit Magen-Darm-Beschwerden auf.

Bei großer Kreislaufschwäche zum Beispiel nach schweren Koliken oder Futtermittelallergien gibt man Carbo vegetabilis C30 (dreimal täglich zehn Globuli oder Tropfen für einen Tag). Die Pferde sind kaltschweißig, haben einen vollen, schnellen Puls und eine flache, stoßweise Atmung.

Diagnostiziert der Tierarzt eine chronische Herzerkrankung mit Kreislaufschwäche, kann Crataegus oxyacantha D4 (zwei- bis dreimal täglich zehn Globuli oder Tropfen über einige Wochen) helfen, das Herz des Pferdes zu stärken. Das Mittel regt eine zu langsame Herztätigkeit an und gleicht außerdem Unregelmäßigkeiten im Herzrhythmus aus. Die Pferde leiden unter extremer Leistungsschwäche und geraten bei geringen Anstrengungen in Atemnot.

Herzerkrankungen sind in den meisten Fällen chronisch und unheilbar. Die Nutzung des Pferdes muss sorgfältig seinem eingeschränkten Leistungsvermögen angepasst werden.

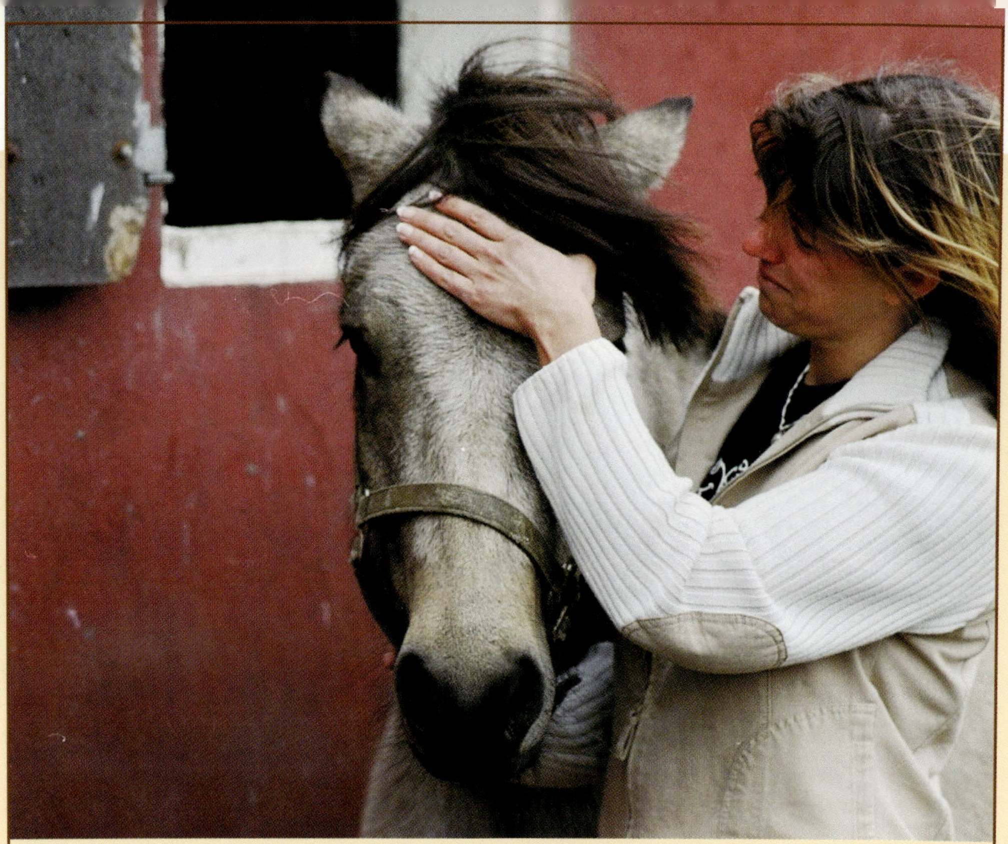

Wenn das Vertrauen von Pferden, die von Natur aus schon sehr empfindlich sind, durch den Menschen missbraucht wurde, erfordert der Umgang mit ihnen viel Geduld und Einfühlungsvermögen. Foto: Grande

Homöopathische Behandlung von Verhaltensauffälligkeiten

Ob Ungehorsam, Aggressionen, Angst und Panik, Widersetzlichkeiten beim Verladen oder Hufschmied, Buckeln oder Steigen, Koppen oder Weben – all diese leider recht häufigen Verhaltensauffälligkeiten sind in den meisten Fällen Reaktionen eines Pferdes auf schlechte Erfahrungen, die es mit Menschen machen musste. Der Grundstein wird meist schon im Fohlenalter durch unsachgemäßen Umgang gelegt; im weiteren Pferdeleben entwickeln sich die als Schutzmechanismus aufgebauten Verhaltensmuster dann entsprechend weiter und setzen sich fest.

Dennoch bestehen bei genügend Sachverstand und viel Geduld gute Chancen, die Verhaltensauffälligkeit eines Pferdes wenigstens deutlich zu mindern, wenn nicht zu beseitigen. Der wichtigste Ansatz besteht in der Fehlersuche: Gibt es Personen, die nicht pferdegerecht mit dem Tier umgehen? Entspricht die Nutzung den Fähigkeiten und Stärken des Pferdes? Passt die Ausrüstung? Ist es so artgerecht wie möglich untergebracht, hat freie Bewegungsmöglichkeiten und die ständige Möglichkeit zu Sozialkontakten mit Artgenossen? Homöopathische Arzneien können helfen, festgefahrene Verhaltensmuster zu überwinden – sie können aber keine Mängel ausgleichen, die gegebenenfalls bei Haltung und Training vorhanden sind und deshalb zuallererst ausgeräumt werden müssen.

Fragen zur Symptombestimmung bei Verhaltensauffälligkeiten:

- Wie verhält sich das Pferd allgemein?
Ruhig und gelassen oder unruhig und nervös?
- Welche konkreten Verhaltensauffälligkeiten zeigt es?
Ausschlagen, Steigen, Buckeln, Beißen?
Fluchtversuche, Angst, Panik?
- In welchen Situationen treten die Probleme genau auf?
Bei Anwesenheit bestimmter Personen?
Beim Reiten?
Bei Kontakt zu bestimmten Stall- oder Weidegenossen?
- Wie kann man Blick und Körperhaltung des Pferdes beschreiben?
Dominant oder unterwürfig?
- Wie reagiert das Pferd auf Beruhigungsversuche?
Kooperativ oder abweisend?
- Auf welche Signale des Menschen reagiert das Pferd am ehesten?
Leises Zureden oder lautes Ansprechen?
Sanftes Halten oder eher festeres Zupacken?
- Welche zusätzlichen Symptome liegen vor?
Schwitzen, vermehrter Kotabsatz, fester oder dünnflüssiger Kot, schaumiger Speichel?

Um einem schwierig gewordenen Pferd zu helfen, müssen Sie als Mensch sehr viel Geduld und Ruhe aufbringen, aber auch eine große Gelassenheit und Selbstsicherheit ausstrahlen. Die allermeisten Pferde sehnen sich nach einem starken und gerechten „Herdenchef", dem sie sich vertrauensvoll anschließen können – es ist die wichtige und auch sehr schöne Aufgabe des Menschen, diese Position einzunehmen.
Ein unentbehrliches Mittel für problematische Situationen sind die Rescue-Tropfen aus der Bachblütentherapie. Sie bewirken sowohl beim Pferd als auch beim Menschen wahre Wunder, um in stressigen oder beängstigenden Situationen einen klaren Kopf zu bewahren, und sollten einen festen Platz in der Stallapotheke bekommen.

Angst vor Berührung

Eine starke Berührungsempfindlichkeit kann zum Beispiel aus Angst vor schmerzhaften Behandlungen entstehen – beispielsweise dann, wenn ein Pferd mehrfach unangenehme Erfahrungen mit der Schlundsonde machen musste oder häufig und unvorsichtig gespritzt wurde. Arnica montana C30 (einmal täglich zehn Globuli oder Tropfen über drei bis fünf Tage) ist dann das Mittel der Wahl. Arnica lindert nicht nur äußerliche Verletzungen, sondern hilft auch bei seelischen Verwundungen.

Bereits vom Typ her extrem überempfindliche Pferde, die zusätzlich schlechte Erfahrungen gemacht haben, sprechen positiv auf Hepar sulfuris C30 an (einmal täglich zehn Globuli oder Tropfen über drei Tage). Diese Pferde brauchen Sicherheit und Schutz sowie einen absolut geregelten Tagesablauf; jede Veränderung wird als Bedrohung aufgefasst. Häufig reagieren sie mit heftiger Wut und Abwehr.

Bei Pferden, die stark zu Unausgeglichenheit und Gemütsschwankungen neigen, aber selten bösartig reagieren, hilft Antimonium crudum D12 (zweimal täglich zehn Globuli oder Tropfen), um die innere Ausgeglichenheit wieder herzustellen. Manchmal sind die Pferde überaus anhänglich und verschmust, am nächsten Tag lassen sie sich kaum anfassen. Typisch sind zusätzliche Beschwerden im Verdauungsapparat.

Es gibt Pferde, die schon jeden Versuch einer Berührung mit absoluter Verspanntheit beantworten. Nur widerwillig lassen sie sich anfassen und reagieren sehr gereizt auf guten Zuspruch. „Fass mich nicht an“ scheint hinter der Drohgebärde zu stehen, die diese oft insgesamt sehr empfindlichen Pferde zeigen, sobald man sich ihnen nähert. Chamomilla D30 (einmal täglich zehn Globuli oder Tropfen über etwa vier Tage) kann hier sehr gut eingesetzt werden, um die Nervosität zu verringern.

Angst vor dem Pferdeanhänger

Aus Unkenntnis oder Ungeduld der Menschen machen leider viele Pferde schlechte Erfahrungen beim Verladen auf den Pferdeanhänger und bei der anschließenden Fahrt. Stress und Hektik, aber auch seelische Verletzungen wie die Trennung von Artgenossen oder ein unangenehmer Aufenthalt in einer Tierklinik werden dann von dem Pferd untrennbar mit dem Verladenwerden verbunden.

Bei manchen Pferden verankert sich diese Angst so sehr, dass sie schon beim Anblick des Transporters in Panik verfallen, aggressiv werden, treten, beißen oder steigen. Dieser Pferdetyp ist allgemein unsicher, fürchtet Neues und braucht seine gewohnte Umgebung. Oft kommen Platzangst und die Angst vor der Dunkelheit hinzu. Einem solchen Pferd hilft es, zunächst zusammen mit einem gut bekannten, verlässlichen Artgenossen verladen zu werden. Unterstützend wird Stamonium D12 (einmal täglich zehn Globuli oder Tropfen über drei bis vier Tage) gegeben.

Ist ein Pferd im Umgang allgemein freundlich und zutraulich, bekommt jedoch in neuen und unbekannten Situationen extreme Probleme, die

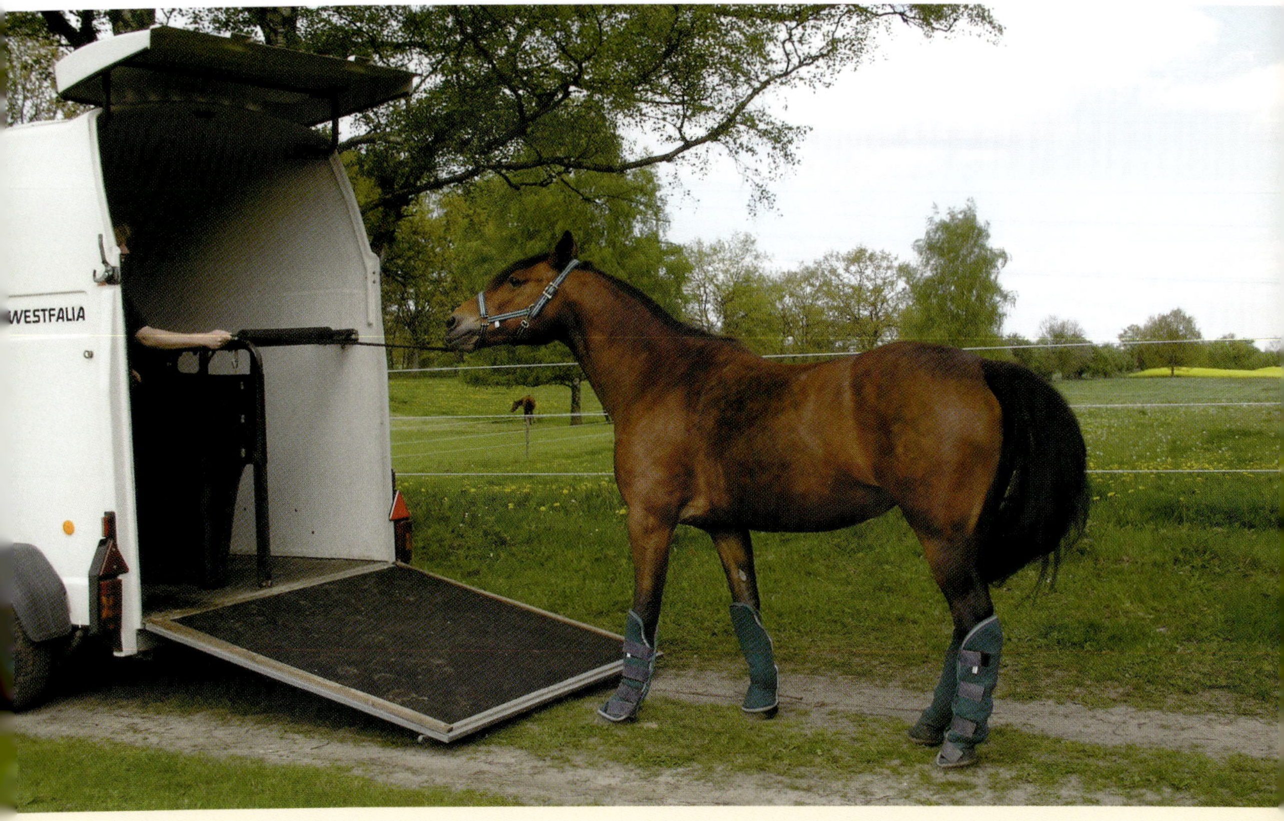

Fast immer sind schlechte Erfahrungen beim Verladen oder Transport der Grund, wenn ein Pferd sich weigert, einen Anhänger zu betreten. Foto: Bosse

sich bis zur Panik steigern können, ist Pulsatilla pratensis C30 (einmal täglich zehn Globuli oder Tropfen über drei Tage) das richtige Mittel. Besonders häufig sind Stuten betroffen, die sehr feinfühlig sind und einen starken Artgenossen brauchen, dem sie sich anschließen können. Abwehrreaktionen zeigen sich durch bockiges Stillstehen, selten durch Aggressionen. Gutes Zureden ist sehr hilfreich. Diese Pferde benötigen ein häufiges, ruhiges Training ungewohnter Situationen, um ihre Schwierigkeiten zu überwinden.

Es gibt Pferde, die auf den Transporter mit unglaublicher Dickköpfigkeit reagieren. Häufig bleiben sie mitten auf der Rampe stehen und rühren sich keinen Millimeter mehr von der Stelle. Oft sind es leicht mollige und gutmütige Pferde, die Probleme mit engen Räumen oder Angst vor Dunkelheit haben. Sie sind sehr bodenständig, brauchen ihre gewohnte Pferdegesellschaft und haben Angst vor dem Alleinsein. Hier kann mit Calcium carbonicum Hahnemanni C30 (einmal täglich zehn Globuli oder Tropfen über drei Tage) geholfen werden.

Ein gänzlicher anderer Pferdetyp wird beim Verladen hysterisch, tritt hektisch hin und her, interessiert sich nicht für beruhigende Worte und reagiert unwirsch auf Nachdruck. Hier ist die Gabe

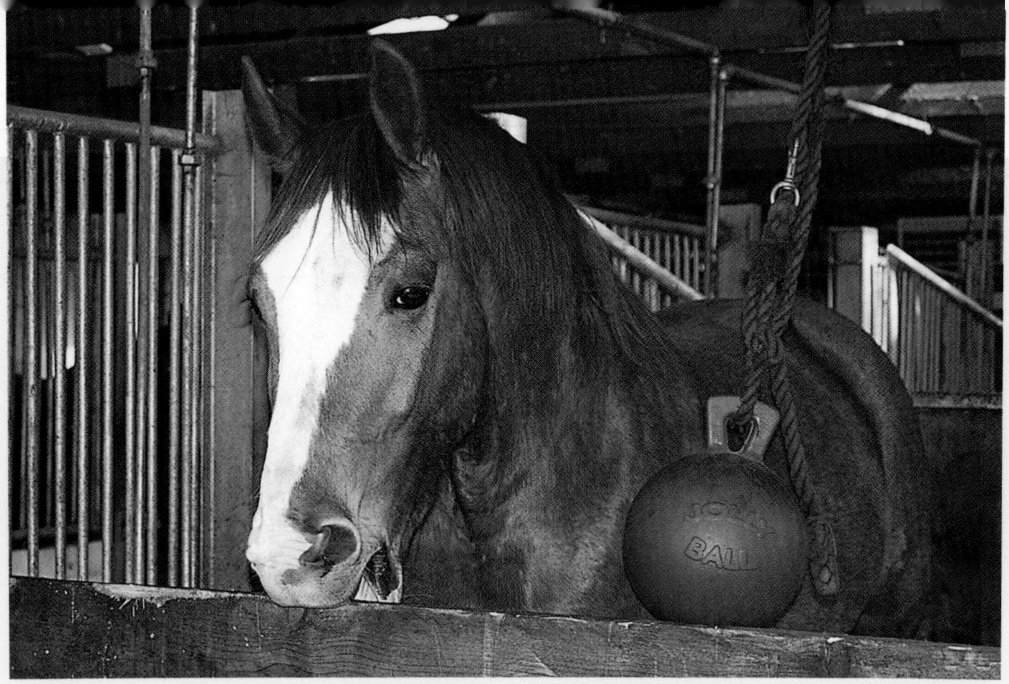

Koppende Pferde sind seelisch völlig aus dem Gleichgewicht geraten. Foto: Bolze

von Ignatia amara D12 (zweimal täglich zehn Globuli oder Tropfen über vier Tage) angezeigt. Da diese Pferde sehr stark ihre Menschen beobachten und sich entsprechend verhalten, ist es besonders wichtig, im Umgang gelassen und geduldig zu bleiben.

Regt sich ein Pferd zitternd, schwitzend und widersetzlich über jede Kleinigkeit auf, die ihm neu vorkommt, ist Nux vomica D6 (zweimal täglich zehn Globuli oder Tropfen als Einzelgaben bei Bedarf) das angezeigte Homöopathikum. Häufig neigen diese Pferde zu Magen-Darm-Beschwerden, sind beim Fressen auffällig gierig und futterneidisch und leiden unter Sattelzwang. Sie widersetzen sich durch abruptes Stehenbleiben, Wenden oder Steigen und beißen oder schlagen gezielt, wenn sie keinen Ausweg mehr sehen. Jeder ausgeübte Druck erzeugt viel Gegendruck. Menschen, die mit diesem Pferdetyp umgehen, müssen geduldig, aber auch sehr bestimmt und selbstsicher auftreten.

Koppen

Das Koppen – ein Luftschlucken, bei dem das Pferd den Kopf frei hält oder aber seine Zähne auf einer festen Kante aufsetzt – hat tief greifende seelische Ursachen. Das Pferd hat gelernt, dass es beim Koppen Glückshormone im Gehirn freisetzen kann, die seine seelische Last lindern. Koppende Pferde wurden früher aus der inzwischen widerlegten Angst davor, dass andere Pferde das Verhalten nachahmen könnten, von Artgenossen isoliert, was ihren psychisch labilen Zustand noch verschlimmerte. Auch der Einsatz von so genannten Kopperriemen ist abzulehnen, da der Riemen schmerzhaft auf die Ganaschen des Pferdes drückt, ohne den Ursachen seines Verhaltens auf den Grund zu gehen.

Zusätzlich zu dem besonders sorgsamen Umgang mit einem koppenden Pferd und der genauen Überprüfung seiner Haltungsbedingungen kann das homöopathische Mittel Zincum metallicum D30 (einmal täglich zehn Globuli oder Tropfen über drei bis vier Wochen) den Drang zum Koppen mindern. Dieses Mittel ist angezeigt, wenn das Pferd vorwiegend abends und nachts koppt und vor dem Koppen unruhig hin und her tritt. Auslösbar ist das Koppen durch Erschrecken des Pferdes wie zum Beispiel einen Knall oder ein lautes Fahrzeug. Die Halsmuskulatur ist stark ausgeprägt und verspannt.

Einige Pferde reagieren auch auf Überanstrengung sowie Bestrafung oder Aufregung mit Koppen, wobei sie dabei meist aufsetzen. Diese Pferde sind im Allgemeinen recht ausgeglichen, lassen sich aber durch Überforderung schnell aus dem Gleichgewicht bringen. Das passende Mittel ist dann Stramonium D12 (einmal täglich zehn Globuli oder Tropfen über sieben bis zehn Tage).

Weben

Das zwanghafte Hin- und Herbewegen von Kopf und Hals ist für das Pferd anstrengend und durch das Verlagern des Gewichts von einem Vorderbein auf das andere auf Dauer auch gesundheitlich problematisch. Hals- und Schultermuskeln sind sehr verspannt, die Unruhe des Pferdes steht im Gegensatz zum stupiden Ausdruck der Augen.

Als Auslöser kommen erkennbare Ursachen wie zum Beispiel das Fortführen eines Artgenossen in Frage, aber das Weben tritt häufig auch unvermittelt auf. Arsenicum album D12 (einmal täglich zehn Globuli oder Tropfen über drei bis fünf Tage) hilft dann, die Unruhe und Nervosität zu lindern. Die Pferde hören mit dem Weben auf, sobald sie Zuspruch und Beruhigung durch den Menschen erfahren, und beginnen sofort wieder, wenn sie sich unbeobachtet fühlen. Allgemein sind diese Pferde sehr feinfühlig und sensibel.

Zincum metallicum D30 (einmal täglich zehn Globuli oder Tropfen über fünf bis sieben Tage) hat sich bei Pferden bewährt, die ihre Schaukelbewegung ohne erkennbaren Grund beginnen, aber bei Zuruf oder lauten Geräuschen sofort damit aufhören. Die Pferde, die allgemein ausgeglichen und robust sind, erscheinen im Moment des Webens äußerst verspannt; anschließend wirken sie wie ausgewechselt.

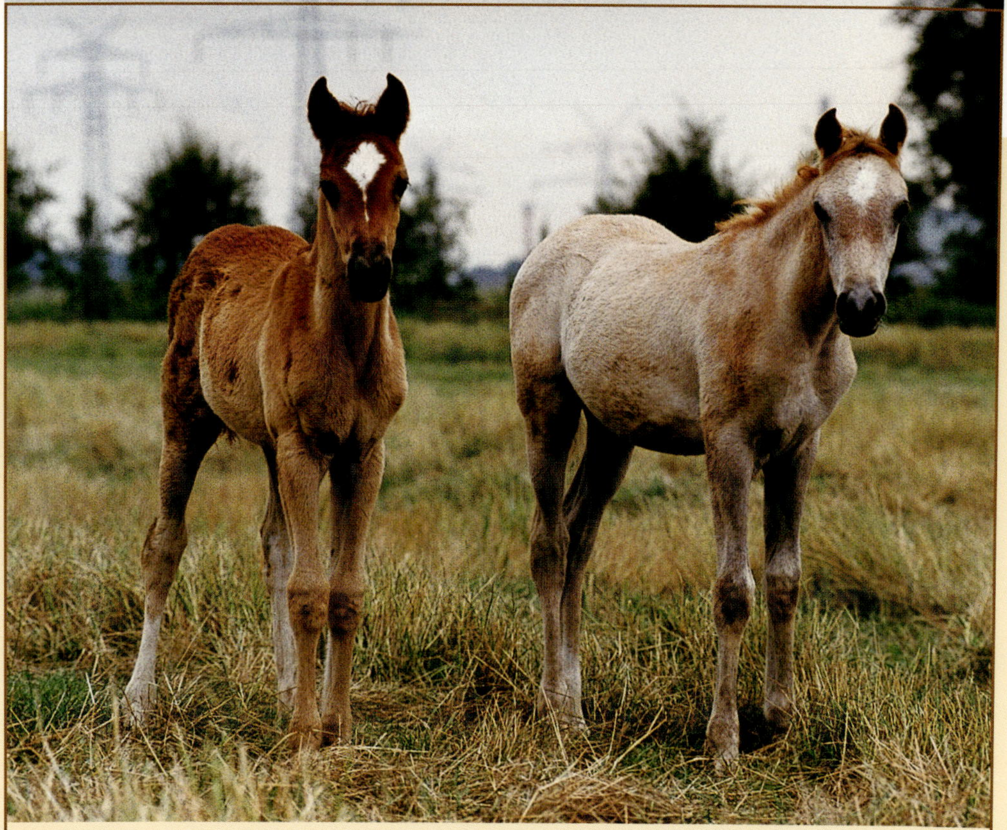

Erkrankungen bei Fohlen sind sehr ernst zu nehmen – immer erst einmal den Tierarzt informieren! Foto: Sachs

Homöopathische Behandlung für tragende Stuten und für Fohlen

Trächtigkeit und Geburt sollten immer als natürlicher Vorgang angesehen werden – dennoch werden tragende Mutterstuten speziell in der Phase kurz vor der Geburt natürlich besonders aufmerksam beobachtet. Homöopathische Arzneimittel können den Geburtsvorgang optimal vorbereiten, die Geburt selbst positiv unterstützen und in der Nachgeburtsphase hilfreich zur Seite stehen. Es versteht sich von selbst, dass die tragende Stute und dann auch das neugeborene Fohlen von einem Tierarzt betreut und regelmäßig untersucht werden müssen.

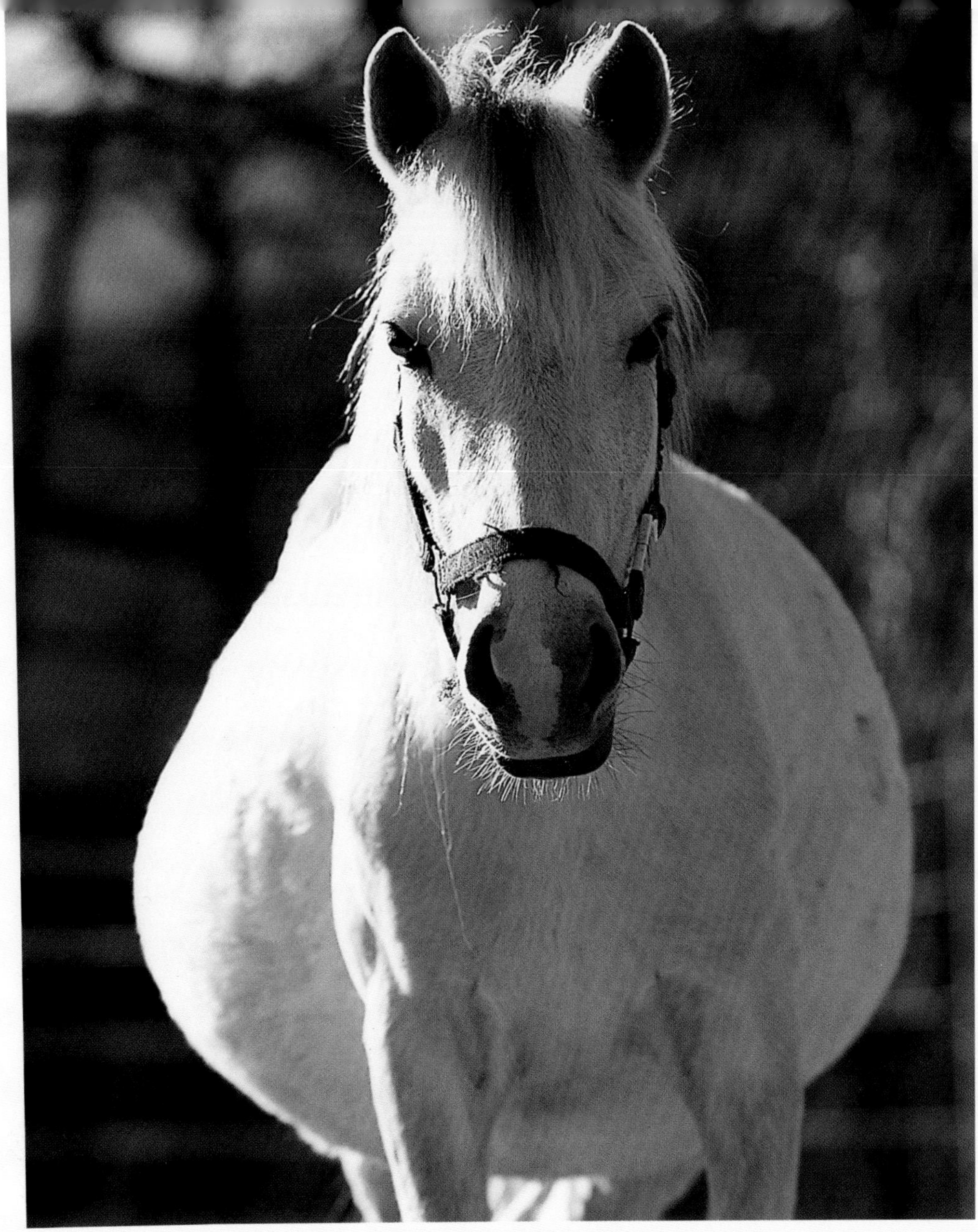

Homöopathische Mittel können die Stute vor der Geburt optimal unterstützen. Foto: Slawik

Geburtsvorbereitung

Mit der homöopathischen Geburtsvorbereitung wird etwa 30 Tage vor dem errechneten Geburtstermin begonnen. Mit Pulsatilla pratensis C30 (einmal täglich 15 Globuli oder Tropfen) werden die Geburtswege erweicht. Die Bänder und Sehnen im kleinen Becken werden dehnungsfähiger, die gesamten Genitalien besser durchblutet und so optimal auf die Geburt vorbereitet. Die Ausbildung des Euters wird angeregt. Auf der psychischen Ebene wirkt Pulsatilla pratensis beruhigend und fördert den Fürsorgetrieb – besonders angezeigt bei erstgebärenden Stuten.

Benimmt sich eine Stute, die ihr erstes Fohlen erwartet, auffallend unruhig, neigt zu Koliken, schwitzt stark und zeigt Probleme beim Wasserlassen, kann Cimicifuga D12 (zweimal täglich 15 Globuli oder Tropfen ein bis zwei Tage vor der Geburt) sinnvoll eingesetzt werden.

Bei Stuten, die bereits mehrere Fohlen bekommen haben, fördert in den letzten fünf bis acht Tagen vor der Geburt Aristolochia chlematis D12 (einmal täglich 15 Globuli oder Tropfen) die Erweiterung des Geburtsweges. Eine zweite positive Wirkung dieser Arznei ist die Keimreduzierung im Geburtskanal.

Geburtshilfe

Manchmal kommt es vor, dass die Stute trotz Erreichen des Geburtstermins keinerlei Anzeichen von Wehen zeigt. In den letzten drei Tagen vor dem Geburtstermin wirkt sich Caulophyllum thalictroides D6 (zweimal täglich 15 Globuli oder Tropfen) positiv auf den Hormonhaushalt aus. Da das Mittel die Wehentätigkeit anregt, darf es nicht zu früh verabreicht werden.

Zeigt sich bei der Stute ein verfrühtes Milchtröpfeln, das schon Tage oder sogar Wochen vor dem Geburtstermin einsetzt, schafft Phytolacca americana D4 (einmal täglich 15 Globuli oder Tropfen) Abhilfe.

Für ältere Stuten, die bereits viele Geburten hinter sich haben und dadurch unter Schwächen im Bindegewebe von Bauch und Euter sowie einer schwachen Muskulatur leiden, hat sich Sepia officinalis D12 (zweimal täglich 15 Globuli oder Tropfen über drei bis fünf Tage) sehr bewährt.

Nach der Geburt

Nach überstandener Geburt benötigen Mutterstute und Fohlen vor allem Ruhe. Trotzdem ist eine intensive Betreuung und Beobachtung notwendig, um den komplikationsfreien Abgang der Nachgeburt kontrollieren zu können.

Als Unterstützung für die Reinigung der Gebärmutter und zur Vorbeugung von Infektionen gibt man Sabina juniperus D6 (zweimal täglich 15 Globuli oder Tropfen über drei bis vier Tage). Zur Entzündungsvorbeugung und zur Förderung der Rückbildung und Abheilung der Gebärmutter hat sich Aristolochia clematis D12 (ein- bis zweimal täglich 15 Globuli oder Tropfen über drei Tage) sehr bewährt.

Zeigt sich ein gestörter Milchfluss, kann mit Phytolacca americana D4 (ein- bis zweimal täglich 15 Globuli oder Tropfen über drei bis vier Tage) geholfen werden. Stuten, die ihr erstes Fohlen zur Welt gebracht haben, regieren bei vermindertem Milchfluss positiv auf Pulsatilla pratensis D12 (ein- bis zweimal täglich 15 Globuli oder Tropfen über drei bis vier Tage). Nicht selten kommt es vor, dass sich das Euter nach der Geburt entzündet und anschwillt und die Stute das Fohlen wegen der Schmerzhaftigkeit nicht trinken lässt. Hier hat sich Urtica urens D12 (zwei- bis dreimal täglich 15 Globuli oder Tropfen über drei bis fünf Tage) als Regulationstherapie bewährt.

Für das Fohlen

Erkrankungen bei Fohlen dürfen nicht auf die leichte Schulter genommen werden – der junge Organismus ist noch nicht so widerstandsfähig, sodass eine rechtzeitige Behandlung durch den Tierarzt sehr wichtig sein kann.

Zu den häufigen Beschwerden eines Fohlens gehört Durchfall zu Beginn der Aufnahme fester Nahrung. Der Kot riecht stark säuerlich und sieht leicht milchig aus. Das Fohlen hat häufigen Kotdrang und stemmt den Rücken auf. Ein bewährtes homöopathisches Mittel ist hier besonders Rheum palmatum D6 (zwei- bis dreimal täglich acht Globuli oder Tropfen über zwei bis drei Tage).

Bei Wachstumsstörungen kann mit Calcium fluoratum D6 (zweimal täglich zehn Globuli oder Tropfen über etwa zehn Tage) der Knochenstoffwechsel aktiviert werden. Das Mittel wirkt außerdem positiv auf das Binde- und Stützgewebe und hilft dem Jungpferd beim Zahnwechsel.

In schwierigen Wachstumsphasen kann das Mittel Calcium fluoratum unterstützend eingesetzt werden. Foto: Ettl

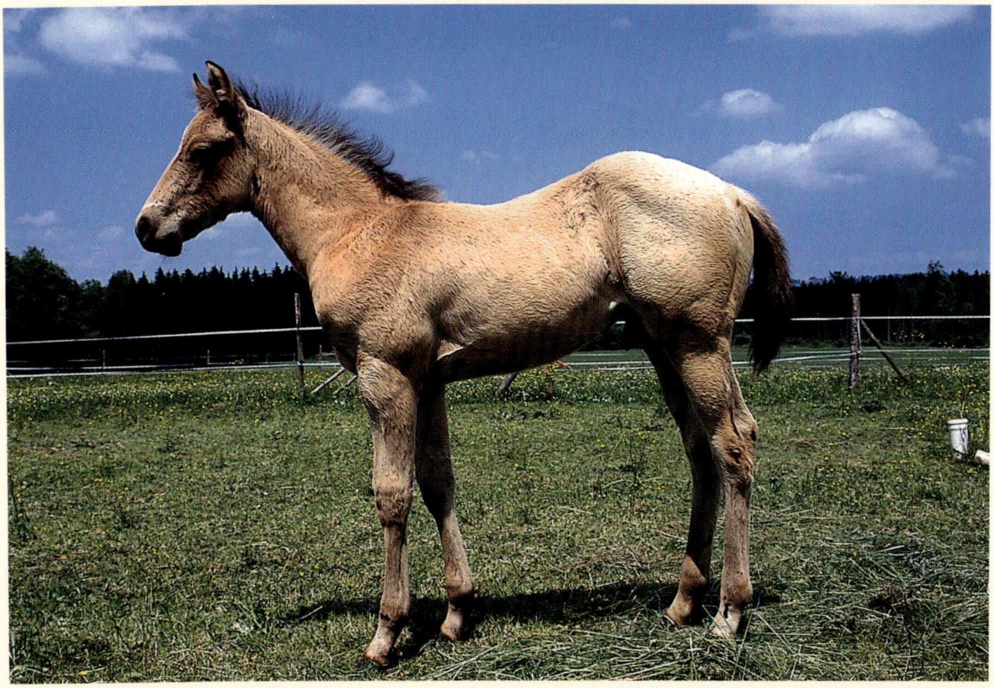

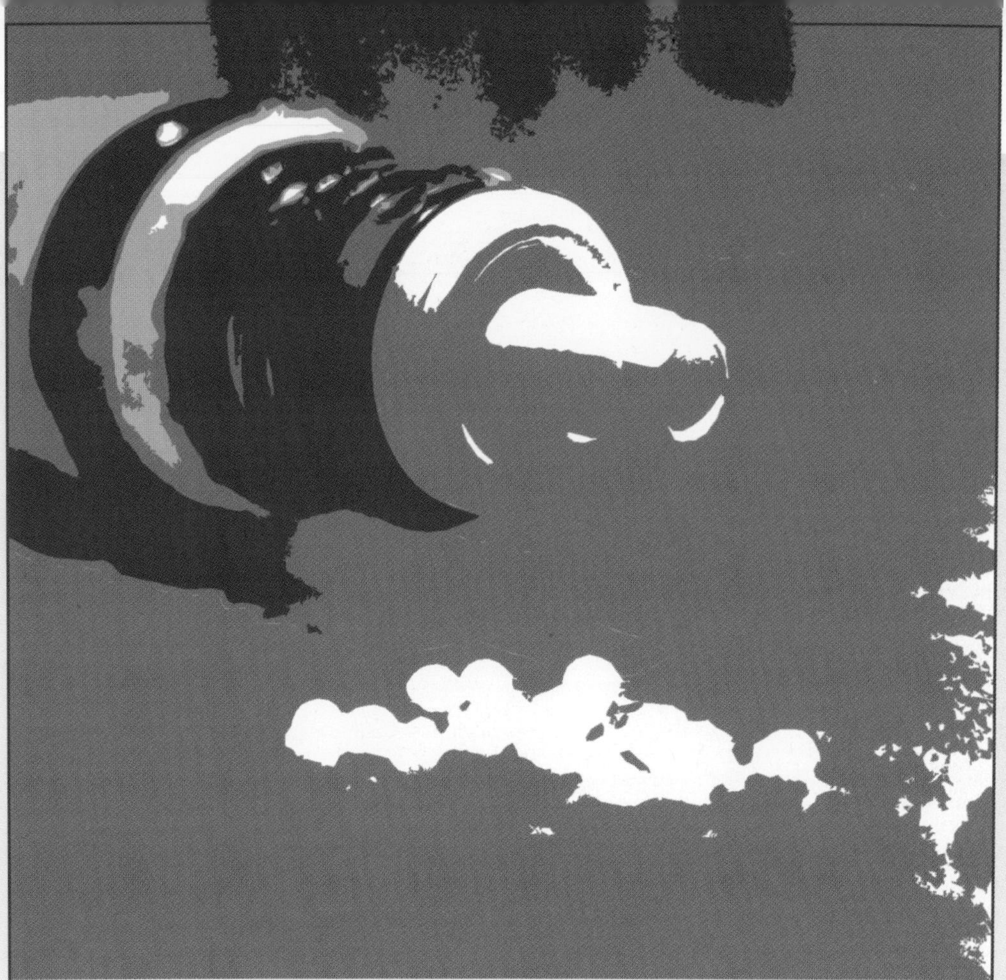

Homöopathische Tipps und Tricks

Ergänzung zur Entwurmung

Homöopathische Arzneien ersetzen in keiner Weise die klassische Wurmkur, die unbedingt regelmäßig durchgeführt werden muss. In der Zeit zwischen den Wurmkuren allerdings lässt sich mit Abrotanum D30 (einmal täglich 15 Globuli oder Tropfen über vier Wochen) die Gefahr einer erneuten Verwurmung verringern. Führt ein Wurmbefall zu starkem Juckreiz am After, sodass sich das Pferd scheuert, und hat es starke Blähungen und häufigen Durchfall, ist zusätzlich zur schulmedizinischen Wurmkur die Gabe von Spigelia anthelmia D6 (zweimal täglich zehn bis fünfzehn Globuli oder Tropfen über etwa vier Wochen) angezeigt.

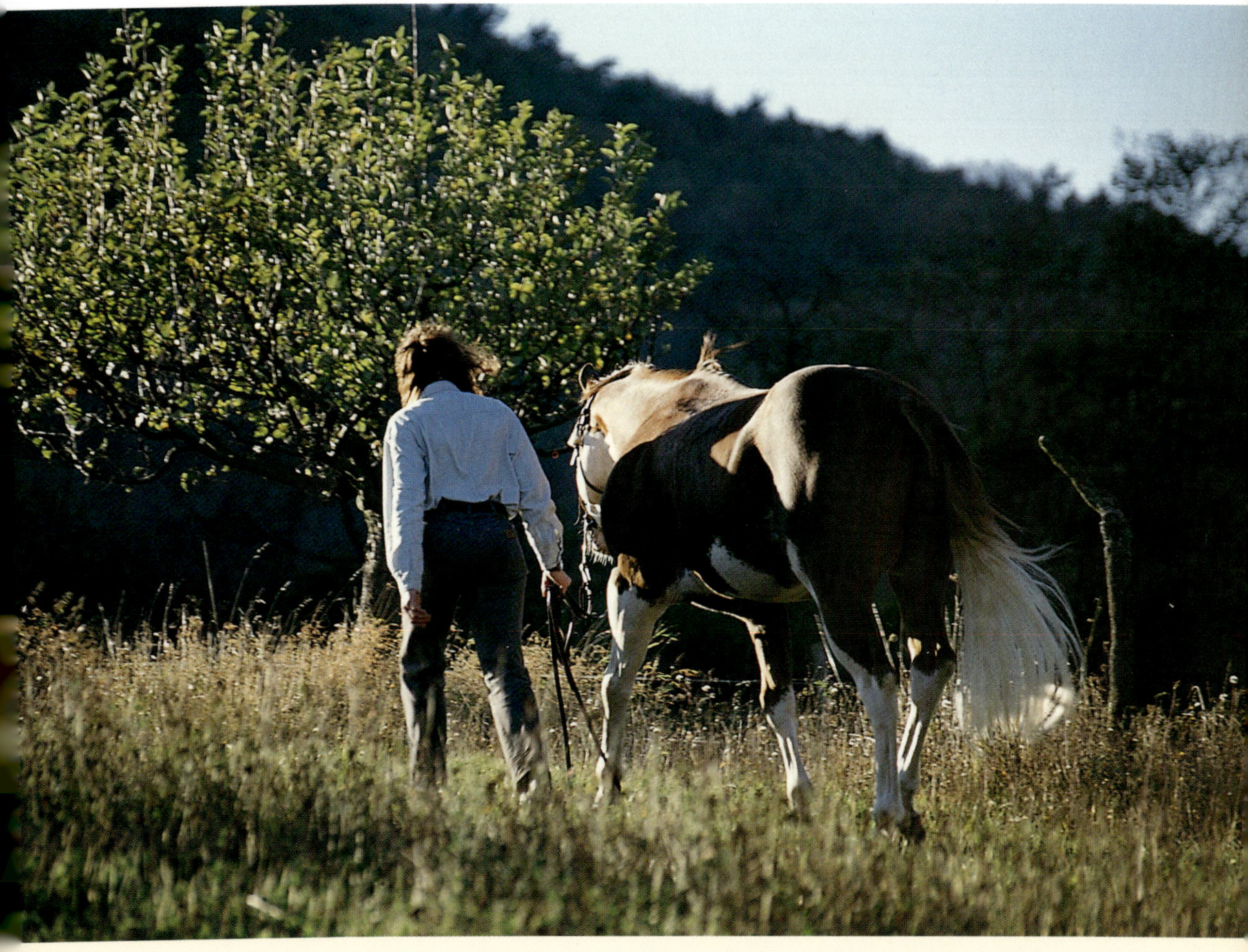

Eine Impfung bedeutet immer eine Belastung des Organismus. Deshalb sollte ein Pferd anschließend einige Tage geschont werden. Foto: Schmelzer

Impfvorbereitung

Viele Pferde reagieren auf Impfungen mit Mattigkeit, Appetitlosigkeit, Trägheit und im schlimmsten Fall mit Fieber. Deshalb sollten Pferde grundsätzlich nach einer Impfung einige Tage geschont werden. Zur Vorbeugung von Beschwerden können zusätzlich nach folgendem Schema homöopathische Mittel gegeben werden: Ab drei Tagen vor der Impfung wird einmal täglich Arnica montana C30 (zehn Globuli oder Tropfen) verabreicht. Am Impftag selbst wird homöopathisch nicht behandelt, an den drei Folgetagen gibt man zweimal täglich zusammen die drei Mittel Thuja occidentalis D12, Silicea D12 und Sulfur D12.

Bei einer Impfreaktion mit Fieber hat sich eine einmalige Gabe von Silicea D200 bewährt.

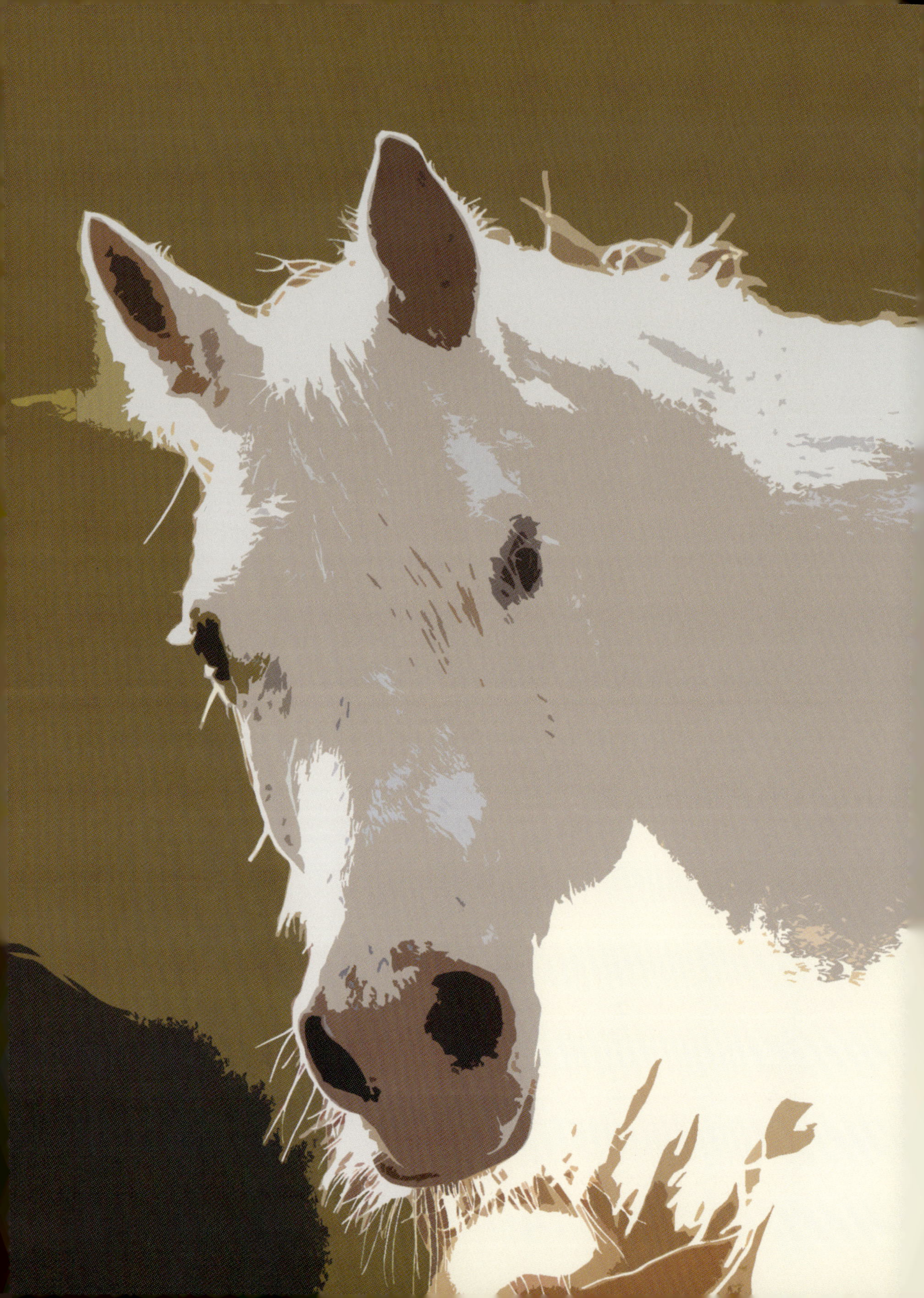

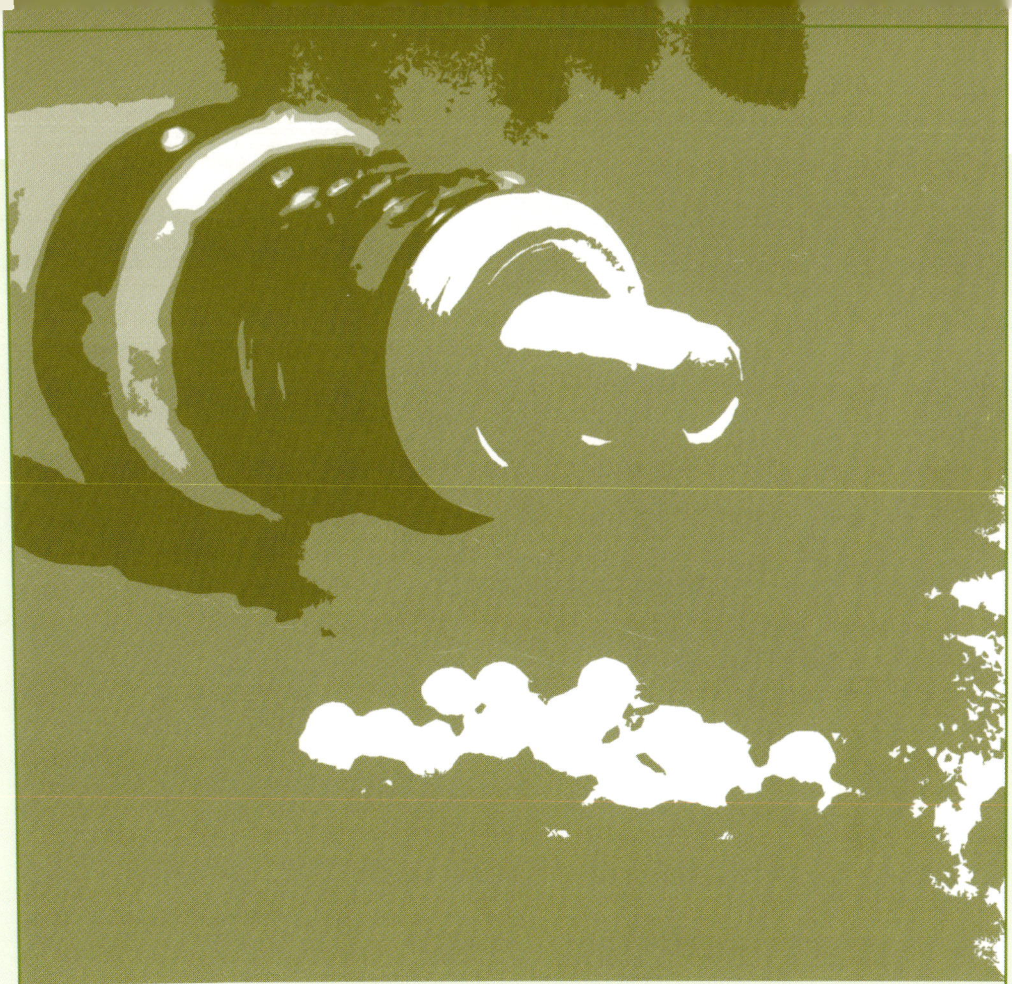

Literaturtipps

Standardwerke der Homöopathie

William Boericke: Handbuch der homöopathischen Materia medica. 3., korrigierte Aufl. Stuttgart: Haug, 2004.

William Boericke: Homöopathische Mittel und ihre Wirkungen, Materia medica und Repertorium. Leer: Verlag Grundlagen und Praxis, 2004.

Samuel Hahnemann: Organon der Heilkunst. Bearbeitet und herausgegeben von Josef M. Schmidt. 6. Aufl. Stuttgart: Haug, 1999.

Spezielle Bücher zur homöopathischen Behandlung von Tieren oder Pferden

Wilfried Bellinghausen: Pferdekrankheiten. 2., überarbeitete Aufl. Stuttgart: Ulmer, 1996

Jacques Millemann (Hrsg.): Materia medica der homöopathischen Veterinärmedizin. 2., überarbeitete Aufl. Stuttgart: Haug, 2005.

Barbara und Michael Rakow: Bewährte Indikationen der Homöopathie in der Veterinärmedizin. 5. Aufl. Stuttgart: Sonntag, 2005

Michael Rakow: Unsere Pferde – gesund durch Homöopathie. Arbeitsbuch für die Praxis. 4., erweiterte Aufl. Stuttgart: Sonntag, 2003.

CADMOS Pferdebücher

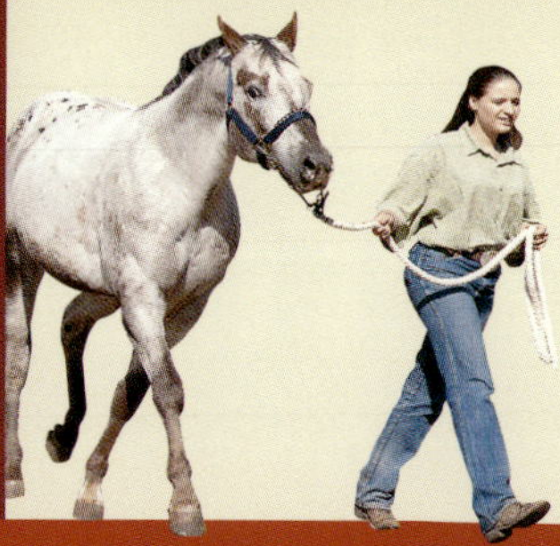

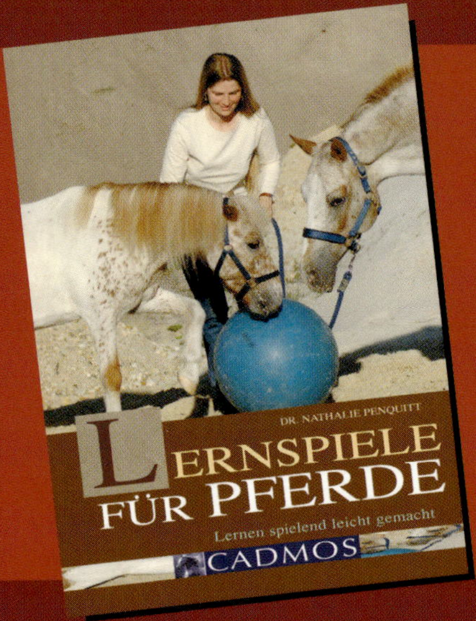

Nathalie Penquitt

LERNSPIELE FÜR PFERDE

Viele Pferdefreunde machen sich Gedanken darüber, wie sie sich neben der häufig so ernsten Ausbildung auch spielerisch mit ihrem Pferd beschäftigen können. Das Buch liefert viele Anregungen, damit das Spiel zu einem kooperativen Miteinander werden kann. Es werden Spiele und ihre lehrreichen Effekte erklärt. Langeweile im Pferdealltag muss nicht sein!

80 Seiten, gebunden
ISBN 3-86127-429-9
€ 14,90 · € (A) 15,30 · SFR 26,80

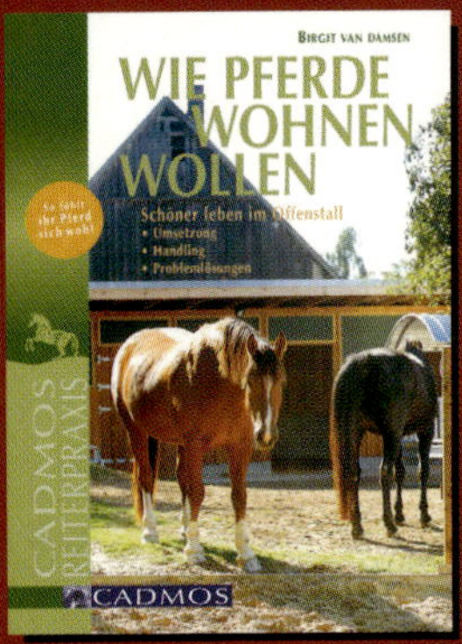

Birgit van Damsen

WIE PFERDE WOHNEN WOLLEN

Dieses Buch behandelt die wichtigsten Themenbereiche rund um den Offenstall einschließlich neuester Stalltechniken und wissenschaftlicher Erkenntnisse über die Gruppenstallhaltung.

80 Seiten, broschiert
ISBN 3-86127-549-X
€ **10,95** · € (A) **11,30** · **SFR 19,80**

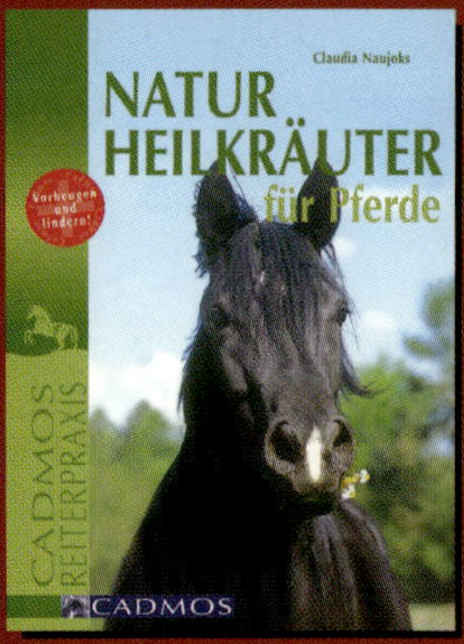

Claudia Naujoks

NATURHEILKRÄUTER FÜR PFERDE

Heilpflanzen werden vorbeugend, unterstützend zur Schulmedizinischen Behandlung und zur Linderung von chronischen Erkrankungen wirksam eingesetzt.

80 Seiten, broschiert
ISBN 3-86127-540-6
€ **10,95** · € (A) **11,30** · **SFR 19,80**

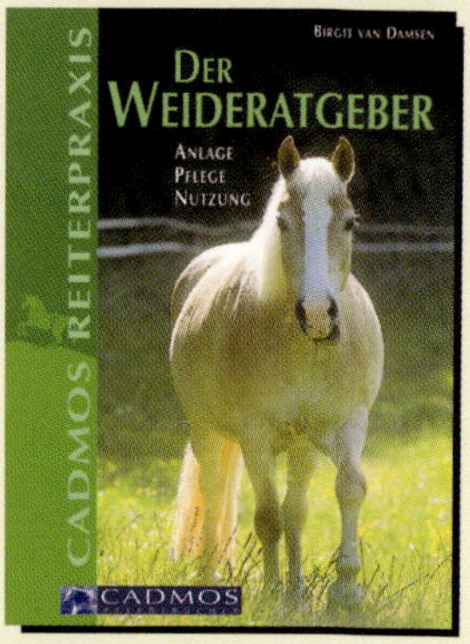

Birgit van Damsen

DER WEIDERATGEBER

Pferde sollten den längsten Teil ihres Lebens auf der Weide verbringen. Durch intensive Nutzung der Weideflächen entstehen Probleme, die gemeistert werden wollen. Ein Buch für Pferdehalter mit wenig Vorkenntnissen.

80 Seiten, broschiert
ISBN 3-86127-533-3
€ **10,95** · € (A) **11,30** · **SFR 19,80**

Cadmos Verlag GmbH · Im Dorfe 11 · 22946 Brunsbek
Tel. 04107 8517 0 · Fax 04107 8517 12
Besuchen Sie uns im Internet: **www.cadmos.de**
e-mail: info@cadmos.de

CADMOS